ESSAI

SUR

L'ATROPHIE PAPILLAIRE

ET SON TRAITEMENT

SPÉCIALEMENT

PAR LES COURANTS CONTINUS

Par Joseph DESCAYS

DOCTEUR EN MÉDECINE,

Ancien Externe des Hôpitaux de Montpellier (Concours avril 1882).

Ex-Interne des Hôpitaux de Nimes (Concours janvier 1883).

MONTPELLIER

TYPOGRAPHIE ET LITHOGRAPHIE BOEHM ET FILS

ÉDITEURS DU MONTPELLIER MÉDICAL, DE LA REVUE DES SCIENCES NATURELLES,

IMPRIMEURS DE LA GAZETTE HEBDOMADAIRE DES SCIENCES MÉDICALES

1884.

ESSAI

SUR

L'ATROPHIE PAPILLAIRE

ET SON TRAITEMENT

SPÉCIALEMENT

PAR LES COURANTS CONTINUS

Par Joseph DESCAYS

DOCTEUR EN MÉDECINE,

Ancien Externe des Hôpitaux de Montpellier (Concours avril 1882),
Ex-Interne des Hôpitaux de, Nimes (Concours janvier 1883).

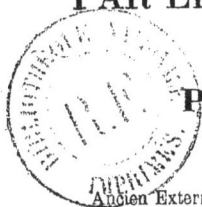

~~~~~

MONTPELLIER

TYPOGRAPHIE ET LITHOGRAPHIE BOEHM ET FILS

ÉDITEURS DU MONTPELLIER MÉDICAL, DE LA REVUE DES SCIENCES NATURELLES,
IMPRIMEURS DE LA GAZETTE HEBDOMADAIRE DES SCIENCES MÉDICALES

1884.

A MON PÈRE

A MA MÈRE

A mon frère Gratien DESCAYS

Étudiant en Médecine.

A LA MÉMOIRE DE MA SŒUR

J. DESCAYS.

A mes Maîtres de l'École de Montpellier

A MES MAITRES DANS LES HOPITAUX DE NIMES

LES DOCTEURS

TRIBES, PLEINDOUX, PUECH, CARCASSONNE

MEIS ET AMICIS

J. DESCAYS.

PRÉFACE

Grâce à la bienveillance de notre cher Maître, M. Regimbeau, nous avons pu observer un certain nombre de malades soumis dans son cabinet, pour des affections diverses, au traitement par l'électricité. Plusieurs ont surtout attiré notre attention par les bons résultats obtenus dans une maladie généralement réputée incurable ; nous voulons dire : l'atrophie papillaire. Encouragé par ces succès, nous nous sentîmes porté à étudier une question si pleine d'intérêt et si peu connue ; nous résolûmes d'en faire le sujet de notre Thèse inaugurale. Notre but, dans cette étude, a été de montrer quels moyens l'on pouvait opposer à la marche fatalement progressive de l'atrophie papillaire.

Persuadé qu'il est d'une importance capitale, au point de vue du traitement, de connaître l'affection qui a engendré la lésion du nerf optique, nous nous sommes un peu étendu sur l'Étiologie. Nous avons rejeté l'idée de consacrer un chapitre spécial à l'Historique du sujet. Les connaissances bien certaines sur l'atrophie papillaire ne datent que de la découverte de l'ophtalmoscope, et tout ce que l'on savait auparavant se résumait à de vagues notions d'Anatomie pathologique, puisées dans quelques rares nécropsies. Quant aux innombrables travaux suscités par l'immortelle découverte d'Helmholtz, la liste en eût été trop longue à faire ; nous nous sommes contenté de signaler, dans le courant de la discussion, ceux des auteurs que nous avons consultés avec le plus de fruit.

Si nous avons pu contrôler cliniquement nos recherches théoriques et étayer par quelques exemples tirés de la pratique notre opinion sur certains points, nous le devons à l'obligeance de M. le professeur agrégé Regimbeau et des savants spécialistes les Drs Thau (de Montpellier) et Galtier (de Nimes), qui ont bien voulu nous éclairer de leurs conseils et mettre leurs cabinets à notre disposition; nous leur en témoignons toute notre reconnaissance. Remercions enfin, en terminant, M. le professeur agrégé Pécholier de la bienveillante sympathie dont il n'a cessé de nous honorer pendant tout le cours de nos études.

ESSAI

SUR

L'ATROPHIE PAPILLAIRE

ET SON TRAITEMENT

SPÉCIALEMENT

PAR LES COURANTS CONTINUS

DEFINITION ET DIVISION.

L'atrophie des nerfs optiques est le résultat d'un processus morbide caractérisé par la destruction plus ou moins complète de leurs fibres nerveuses (Follin [1]).

On a donné plusieurs divisions des atrophies papillaires. Les uns, se plaçant au point de vue étiologique, les ont divisées en deux grandes catégories : 1° atrophies essentielles, c'est-à-dire que l'on ne peut rattacher à aucune cause ; 2° atrophies symptomatiques, où la manifestation oculaire peut être considérée comme la manifestation d'une autre maladie. Cette division ne peut guère être admise aujourd'hui : l'atrophie papillaire, en effet, peut toujours être considérée comme le symptôme d'une

---

[1] Follin ; Traité élémentaire de pathologie externe, pag. 385.

autre affection, surtout depuis que le professeur Charcot a démontré que la plupart des atrophies dites essentielles n'étaient que la première manifestation de l'ataxie locomotrice progressive.

D'autres auteurs ont fait une division fondée sur l'aspect que présente à l'ophtalmoscope ou à l'autopsie la papille atrophiée ; ils ont admis l'atrophie grise et l'atrophie blanche, la première n'étant autre chose que l'atrophie tabétique, la seconde se rapportant aux autres variétés d'atrophie. Cette division ne répond pas complètement à la réalité des faits : nous verrons en effet plus tard que la couleur de la papille atrophiée n'est pas nécessairement grise dans le premier cas, ni toujours complètement blanche dans le second.

On a encore, eu égard au mode de production, divisé les atrophies de la manière suivante : 1° atrophie mécanique ou par compression ; 2° atrophie par inflammation du tissu du nerf ; 3° atrophie par arrêt de la circulation du nerf ; 4° atrophie par lésion des nerfs ou des centres ; 5° atrophie par dégénérescence grise ou sclérose primitive.

Enfin Abadie, dans ces dernières années, a proposé une division beaucoup plus clinique ; elle est basée sur l'évolution de la lésion de la papille. Comme nous le verrons dans la suite de cette étude, tantôt c'est l'élément nerveux qui est atteint primitivement, le tissu des soutènements étant frappé plus tard ; tantôt au contraire la lésion primitive siège dans le tissu conjonctif, la lésion des tubes nerveux se manifestant secondairement. Le premier cas est caractérisé par la lésion primitive du parenchyme nerveux, le second par la sclérose du tissu interstitiel ; d'où deux sortes d'atrophie papillaire : 1° atrophie parenchymateuse ; 2° atrophie interstitielle.

C'est cette dernière division que nous adopterons dans ce travail.

ÉTIOLOGIE ET PATHOGÉNIE.

A. ATROPHIE PARENCHYMATEUSE.

L'atrophie parenchymateuse ne se rencontre guère que dans une seule maladie, dans la sclérose des cordons postérieurs de la moelle, ataxie locomotrice progressive. Cette maladie se complique très fréquemment d'atrophie de la papille. Quelquefois la perte de la vision coïncide avec d'autres symptômes, tels que les douleurs fulgurantes, l'incoordination des mouvements, etc.; mais souvent l'affection des nerfs optiques est primitive et précède longtemps à l'avance les autres manifestations du tabes. Le professeur Charcot a été l'un des premiers à signaler et à étudier cette atrophie papillaire apparaissant comme premier symptôme tabétique ; voici ce qu'il dit à ce sujet [1] :

« En ce qui concerne d'abord l'existence isolée de l'amaurose tabétique, durant une longue série d'années, c'est là un fait dont la réalité peut être facilement établie à la Salpêtrière, à l'aide d'observations faites sur une grande échelle. Je crois pouvoir déclarer que la grande majorité des femmes qui sont admises dans les dortoirs, comme atteintes de cécité amaurotique, offrent, tôt ou tard après leur entrée dans l'établissement, des symptômes plus ou moins manifestes d'ataxie. J'ai insisté sur ce point dans mes Leçons de 1868; mes observations ultérieures me permettent de confirmer ce que j'avais annoncé à cet égard. Je pourrais vous présenter, à l'appui de mes assertions, des faits nombreux ; je me contente de faire passer sous vos yeux deux exemples, d'ailleurs très démonstratifs.

« 1° Mil..., couchée au n° 12 de la salle Saint-Alexandre, est âgée de 55 ans. Elle est entrée à la Salpêtrière comme aveugle, en

---

[1] Mouvement médical, 1872, n. 20.

1855. Les troubles de la vue, accompagnés de douleur de tête, ont apparu en 1850. D'abord limités à l'œil gauche, ils ne tardèrent pas à envahir l'œil droit. Au bout d'un an, la cécité était complète. Or c'est en 1860 seulement, c'est-à-dire dix ans après le début, que les douleurs fulgurantes se sont présentées pour la première fois. Elles se sont bientôt compliquées de douleurs en ceinture. La maladie, depuis ce temps, est restée à peu près stationnaire. Les symptômes d'incoordination motrice ont cependant commencé à s'accuser il y a quelques mois.

» 2° Coud..., placée dans le dortoir Saint-Charles, est également âgée de 55 ans environ. A 26 ans, il y a vingt-neuf ans de cela, elle éprouva des élancements violents dans l'orbite et fut, peu après, frappée de cécité dans l'œil gauche. Peu après, la cécité frappa l'œil droit ; trois ans plus tard, elle fut prise de douleurs fulgurantes dans la tête et dans les muscles, auxquelles s'associèrent des gastrites. Depuis, la maladie n'a pas subi d'aggravation. »

Nous avons eu la bonne fortune d'observer un cas analogue chez un malade du Dr Thau. Le premier symptôme qui se manifesta fut une diminution considérable de l'acuité visuelle. Il y a environ cinq à six mois, on reconnut à l'examen ophtalmoscopique une atrophie grise de la papille ; depuis, les douleurs fulgurantes ont apparu, et aujourd'hui le diagnostic d'ataxie locomotrice progressive s'impose.

La pathogénie de l'atrophie papillaire tabétique a donné lieu à de bien nombreuses opinions ; résumons ici les principales. D'abord on avait cru que cette atrophie n'était qu'une propagation de la sclérose des cordons postérieurs au nerf optique. Cette théorie ne dura pas longtemps : les autopsies démontrèrent en effet bientôt que la lésion des cordons postérieurs ne dépassait pas le bulbe et que la portion périphérique du nerf était atteinte avant la portion centrale.

Duchenne (de Boulogne), Donnezan, soutinrent la théorie du grand sympathique ; pour ces auteurs, l'atrophie papillaire dans l'ataxie était due à l'irritation du nerf de la vie organique. Ici encore, les autopsies ont ruiné cette théorie, en montrant presque toujours l'intégrité des ganglions cervicaux du grand sympathique.

Le centre cilio-spinal étant le centre trophique du nerf optique, Schiff et Walter ont cru que celui-ci s'atrophiait quand son centre était dégénéré. Comment concilier cette théorie et les deux précédentes avec les cas dont nous avons parlé, où l'atrophie papillaire se manifestait avant tout autre symptôme de l'ataxie locomotrice progressive ?

Récemment M. le professeur Pierret a émis une nouvelle opinion [1]. « De nos études, ajoutées à celles de nos Maîtres, il résulte que toujours on rencontre dans une portion de l'axe médullaire un point de sclérose plus ou moins étendu si, pendant la vie, on a pu observer des phénomènes sensitifs dans le domaine des racines postérieures spéciales ou de leurs analogues bulbaires ou protubérantielles.

»..... Pour le nerf optique, qui peut être considéré comme une racine postérieure, on sait deux choses :

»La première, c'est qu'au niveau des tubercules quadrijumeaux antérieurs ou postérieurs, on rencontre quelquefois, et pour nous plus souvent qu'on ne le pense, de véritables scléroses, qui se trouvent ainsi faire encore partie de la localisation centrale du tabes.

» Mais il est un second point de la question qui n'a pas été suffisamment étudié. On sait, et nous en avons fait souvent la recherche, que dans le cours de la sclérose sensitive, le nerf

---

[1] Extrait des leçons sur l'anatomie pathologique des maladies du système nerveux, 2ᵉ semestre d'été 1879, et Leçons d'anatomie pathologique appliquée par le professeur Pierret, 1880.

optique, véritable centre périphérique, s'altère de dehors en dedans, c'est-à-dire de la périphérie vers les centres.

» Dans les cas les plus marqués, alors que la perte de la vision est aussi complète et aussi ancienne que possible, on peut suivre cette atrophie un peu au delà du chiasma, jamais plus loin. Cependant on peut, dans ces mêmes cas, observer une lésion scléreuse au niveau des tubercules quadrijumeaux. Pour la bandelette, elle est généralement très peu altérée.

» Ainsi, pour s'en tenir au fait brut, le nerf optique, nerf sensitif par excellence, se voit, dans le cours du tabes, atteint en deux points: dans son expansion terminale, rétine et papille; dans ses origines centrales, tubercules quadrijumeaux et régions avoisinantes. »

B. ATROPHIES INTERSTITIELLES.

Parmi les atrophies interstitielles, les unes, analogues à ce point de vue à l'atrophie tabétique, présentent une dégénérescence paraissant isolée en elle-même, mais associée véritablement à un processus analogue du côté des centres nerveux; les autres sont consécutives à une lésion voisine qui agit, soit directement sur le tissu du nerf, soit sur sa nutrition. Nous étudierons donc d'abord les maladies qui présentent un processus pathologique analogue dans le nerf optique et dans les centres nerveux; nous examinerons ensuite quelles sont les causes locales qui peuvent produire l'atrophie papillaire.

1° MALADIES PRÉSENTANT UN PROCESSUS PATHOLOGIQUE ANALOGUE DANS LE NERF OPTIQUE ET DANS LES CENTRES NERVEUX. — *Sclérose en plaques*. — L'atrophie papillaire complique quelquefois la sclérose en plaques, bien moins fréquemment cependant que l'ataxie locomotrice progressive; comme dans cette dernière, elle n'apparaît pas ici à deux périodes bien différentes de la maladie;

il est excessivement rare qu'elle se montre comme symptôme initial, elle coïncide presque toujours avec les autres manifestations de la sclérose.

Ici la pathogénie de l'atrophie papillaire est bien facile à comprendre. Dans la myélite qui nous occupe, on rencontre des plaques de sclérose en des points très variés de l'axe cérébro-spinal, sans que ces foyers soient liés entre eux d'une manière apparente. Les nerfs peuvent sortir d'un de ces foyers. Vulpian a même observé, à l'autopsie, des plaques de sclérose sur plusieurs nerfs et en particulier sur le nerf optique. Dans ces cas, l'atrophie papillaire doit apparaître nécessairement.

Paralysie générale. — L'atrophie du nerf optique peut survenir dans la paralysie générale. De Græfe [1], Dolbeau [2], Westphal [3], ont été les premiers à la signaler. Au Congrès international des Sciences médicales de Genève, Westphal et Magnan ont montré que cette atrophie pouvait apparaître dans la période prodromique ou bien dans les périodes initiale, moyenne ou terminale de la paralysie générale. C'est ainsi que Netleship [4] a constaté que, dans un cas, elle avait précédé de neuf mois au moins l'apparition des autres symptômes ; Magnan l'a vue commencer deux ou quatre ans avant les autres caractères de cette affection.

La paralysie générale est, au point de vue anatomique, une encéphalite interstitielle, une sclérose chronique qui peut diffuser loin de son point de départ et gagner les différentes parties de l'encéphale. Les nerfs crâniens, et en particulier le nerf optique, peuvent être atteints par cette sclérose envahissante. On comprend

[1] De Græfe ; Progressive Amaurose durch Atrophie der Schnerven. Zehender III, S. 301,

[2] Dolbeau ; Atrophie papillaire, III, Gaz. des Hôp. n. 48.

[3] Westphal ; Ueber die progressive Paralysie der Irren, in Arch. f. Psychiatrie u. Nervenkrankh., S. 51, 56.

[4] Netleship ; Opht. Hosp. rep., vol. IX, pag. 178.

ainsi aisément la présence de l'atrophie papillaire dans la maladie qui nous occupe.

Les troubles oculaires, si fréquents chez les paralytiques généraux, ne sont pas tous dus à l'atrophie de la papille ; ceux qui reconnaissent cette cause sont au contraire relativement peu nombreux. Quelques auteurs (Wund, Fürstner) en ont même nié l'existence. Calmeil a noté 3 cas d'atrophie papillaire sur 56 sujets atteints de paralysie générale. Billot[1] l'a rencontrée trois fois sur 400 cas ; Voisins et Galezowski deux fois sur 40. Roy[2], dans sa Thèse inaugurale, dit l'avoir trouvée quatre fois sur 80 cas. Jehn[3] a observé sur 47 cas une atrophie double chez quatre sujets et simple chez trois. Les autres auteurs qui se sont occupés de la question (Bouchut, Magnan, de Græfe, etc.) donnent une proportion de 10 à 15 pour 100.

Paralysie labio-glosso-pharyngée. — Les cas d'atrophie de la papille dans la paralysie bulbaire sont excessivement rares. Galezowski a observé un cas d'atrophie unilatérale chez un malade du service de Vigla atteint de cette affection. Dianoux, cité par Robin[4], en a rencontré un cas où l'atrophie était bilatérale. Il s'agissait d'un homme de 67 ans qui, atteint d'une paralysie labio-glosso-pharyngée, ressentit tous les symptômes d'une atrophie papillaire bilatérale et d'une paralysie incomplète de la sixième paire. On put remarquer une rémission très marquée des troubles visuels, à la suite d'un traitement consistant en électrisation par les courants continus et en injections hypodermiques de strychnine jointes aux toniques ; la paralysie du moteur oculaire externe disparut même complètement. Mais, malheureusement, les symptômes propres à la paralysie bulbaire ne s'amen-

[1] Billot ; Ann. méd.-psychol., 1863.
[2] Roy ; Thèse de Paris, 1879.
[3] Jehn ; Allg. Zeitsch. f. Psychiat., XXX, 519.
[4] Robin ; Thèse d'agrégation, 1880.

dèrent pas et la terrible maladie parcourut sa marche fatale. Au moment où cette observation fut publiée (janvier 1880), le malade était si affaibli qu'il ne pouvait sortir de chez lui.

Chorée. — On connaît deux cas d'atrophie papillaire dans la chorée; de ces deux observations, l'une est due à Leber, l'autre à Schwanzy.

On a encore rencontré l'atrophie papillaire dans des cas de myélite des cordons latéraux de la moelle ou chez des sujets atteints de foyers de dégénérescence isolés dans le cerveau (de Wecker).

Psychopathies. — L'atrophie papillaire peut aussi se manifester dans les maladies mentales. Allbutt, qui s'est livré à une étude très approfondie de cette question, a trouvé les troubles oculaires très fréquents dans cette sorte de maladies. Ainsi, sur 43 cas de démence il a rencontré 15 fois des altérations prononcées du nerf optique, 9 fois des signes douteux et 19 fois un état sain. Ces altérations consistaient en atrophie blanche, rarement en névrite, et, dans la plupart des cas, en congestion très prononcée du nerf. Dans la démence aiguë grave, sans complications, il n'a observé aucun trouble du côté de l'appareil de la vision.

Sur 51 cas de manie, le même auteur a signalé 20 fois des troubles oculaires ; la plupart de ces troubles étaient passagers ; lorsqu'ils étaient stables, ils consistaient en atrophie papillaire.

Dans la mélancolie, on n'a rencontré que de l'anémie rétinienne; dans l'idiotie, au contraire, l'atrophie papillaire paraît être relativement assez fréquente. Ainsi, sur 12 cas Allbutt aurait rencontré des nerfs optiques complètement atrophiés dans 5 cas, incomplètement dans 3 cas.

Les chiffres fournis par Allbutt paraissent un peu élevés ; la plupart des observateurs, et en particulier Noyes, qui ont repris l'étude de cette question, sont arrivés à des chiffres bien inférieurs.

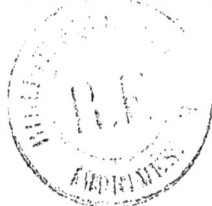

Causes locales.— Arrivons maintenant à la deuxième partie de l'étiologie des atrophies interstitielles, à l'étude des causes locales. Elles peuvent siéger : 1° dans le globe oculaire; 2° dans la cavité orbitaire, mais en dehors de l'œil ; 3° dans la cavité crânienne. C'est dans cet ordre que nous nous proposons de les étudier. Elles peuvent enfin, soit produire directement l'atrophie papillaire, soit donner lieu à une inflammation du tissu du nerf (papillite, névrite), qui se terminera dans la plupart des cas par l'atrophie. L'inflammation du nerf optique peut bien disparaître sans laisser de traces ; mais ordinairement, surtout lorsque la cause persiste, elle se termine par l'atrophie des fibres nerveuses. Peu à peu le fond de l'œil change d'aspect, la rougeur de la papille diminue ; les hémorrhagies, lorsqu'elles existent, se résorbent ; les contours de la papille se dessinent peu à peu avec plus de netteté; à la teinte rouge succède une teinte plus rosée et enfin blanchâtre ; en un mot, on voit apparaître tous les signes de l'atrophie interstitielle, que nous décrirons plus tard. Cette évolution se fait généralement avec beaucoup de lenteur ; toutefois il est des cas de cécité soudaine qui s'observent dans le cours de certaines maladies générales, rougeole, scarlatine, etc. ; à la suite d'hémorrhagies abondantes, où la dégénérescence atrophique se développe très rapidement. Nous reviendrons sur ces phénomènes quand nous étudierons les tumeurs du nerf optique ; nous verrons en effet qu'ils sont dus à une hémorrhagie dans les gaînes du nerf.

Causes intra-oculaires. — *Rétinite pigmentaire.* — Cette affection n'est qu'une sclérose progressive de la rétine avec infiltration pigmentaire (de Wecker); cette sclérose se propage de la périphérie de la rétine vers le pôle postérieur de l'œil. Les vaisseaux rétiniens sont altérés dans cette maladie, leurs tuniques s'épaississent, mais cet épaississement des parois ne se fait qu'aux dépens du calibre, qui se rétrécit peu à peu ; à la longue, les vaisseaux s'oblitèrent même complétement.

L'atrophie papillaire peut apparaître ici de deux manières différentes : elle peut dépendre, soit de l'extension de la sclérose rétinienne au nerf optique, soit d'un défaut de nutrition par suite de l'oblitération des vaisseaux.

Rétinite apoplectiforme. — Cette variété de rétinite est caractérisée, comme son nom l'indique, par le développement de foyers hémorrhagiques. Si ces épanchements sanguins ont été très étendus, ils finissent par se résorber, mais en laissant persister, même s'ils ne sont remplacés par de nouvelles extravasations, un degré plus ou moins marqué d'atrophie de la papille du nerf optique (de Wecker).

Il existe encore plusieurs affections intra-oculaires qui produisent l'atrophie de la papille en agissant sur sa nutrition ; telles sont certaines variétés de chorio-rétinites où les dépôts de pigment font défaut, mais où les altérations des vaisseaux existent ; parmi ces chorio-rétinites, il faut citer en première ligne la chorio-rétinite syphilitique.

La *rétinite péri-vasculaire*, l'embolie centrale de la rétine, les vastes staphylomes péri-papillaires et la scléro-choroïdite postérieure, produisent aussi l'atrophie papillaire par la même cause, l'oblitération des vaisseaux nourriciers de l'extrémité intra-oculaire du nerf optique.

L'atrophie peut aussi, pour le même motif, succéder au glaucome chronique simple.

Causes extra-orbitaires. — On rencontre dans la cavité orbitaire divers processus qui, tôt ou tard, aboutissent à l'atrophie de la papille ; parmi les principaux, nous citerons : les phlegmons de la cavité orbitaire, les tumeurs de la cavité orbitaire et du nerf optique, les épanchements sanguins.

Phlegmons de la cavité orbitaire. — Le D*r* A. Schwendt, dans sa thèse inaugurale (Bâle, 1882), a fait une étude très remarquable du phlegmon de l'orbite avec cécité consécutive.

Ce travail, inspiré par Schien, est une véritable monographie qui comprend quarante-quatre cas recueillis dans la littérature de tous les pays et quatre nouveaux cas observés à la Clinique ophtalmologique de Bâle. De ces recherches, l'auteur conclut qu'à la suite du phlegmon de l'œil, la vision de l'œil se perd, soit par phtisie, soit par amaurose. Ces deux terminaisons ne se présentent pas toutefois avec la même fréquence. L'amaurose frappe une moyenne de 75 yeux pour 100. Quand on fait l'examen ophtalmoscopique des yeux frappés d'amaurose, on observe une atrophie de la papille ; cette atrophie apparaît directement dans la plus part des cas ; quelquefois cependant elle se fait par l'intermédiaire d'une inflammation du nerf.

Ces phlegmons peuvent survenir de sources très variées. Ils peuvent être idiopathiques, succéder à des traumatismes, à une périostite orbitaire. On les voit survenir très fréquemment dans l'érysipèle (13 cas sur 48, dans la statistique de A. Schwendt). Panas a cité des exemples de phlegmons oculaires, suivis d'atrophie papillaire, qui survinrent par phlébite de la veine ophtalmique, chez des malades atteints d'anthrax de la lèvre supérieure, du nez ou du front. On voit, par ce léger aperçu, combien sont fréquentes les maladies qui, par l'intermédiaire du phlegmon oculaire peuvent engendrer l'atrophie de la papille.

Tumeurs de la cavité orbitaire. — Les tumeurs de la cavité orbitaire peuvent produire l'atrophie de la papille ; disons cependant que, grâce à la double gaîne qui l'environne et à la mobilité du globe oculaire, le nerf optique échappe longtemps à la pression que les tumeurs orbitaires exercent sur lui. Ces tumeurs peuvent être de nature fort différente ; on y rencontre des sarcomes, des carcinomes, tantôt naissant sur place, tantôt venant des parties voisines ; des kystes, des lipomes, des gommes syphilitiques, etc.

Tumeurs du nerf optique. — Si la vision n'est que très tardivement influencée par la plupart des tumeurs de la cavité orbitaire, il n'en est pas de même pour les tumeurs du nerf optique ou de ses gaînes ; dans ces derniers cas, la cécité survient presque dès le début, alors que la tumeur est encore fort peu volumineuse. A l'ophtalmoscope, on constate tantôt une atrophie papillaire, tantôt une névrite. Ces tumeurs du nerf optique sont de nature assez diverse. Goldzicher[1], qui a fait sur ce sujet un travail intéressant, a rencontré plusieurs myxomes et myxo-sarcomes. Rothmund, Hegmann, Perh ont observé de véritables névromes. Dernièrement, le Dr Evetsky[2] et le Dr Manz[3] ont publié chacun un cas d'endothéliome du nerf optique. Enfin, M. de Wecker attribue à des gommes du nerf optique des atrophies papillaires qui jusque-là étaient attribuées à des gommes ou à d'autres tumeurs intra-crâniennes : « L'absence de tout symptôme cérébral autre que la céphalalgie, qui exceptionnellement n'existe même pas, m'engage à penser que le siège du mal n'est pas une tumeur gommeuse intra-crânienne, mais qu'une pareille production peut parfaitement se localiser dans la gaîne fibreuse du nerf et même dans un point situé tout près de son insertion sclérale. J'ai, à plusieurs reprises, montré deux cas de véritables gommes sclérales qui s'étaient développées vers la région équatoriale de l'œil, en laissant intacte la choroïde sous-jacente. Pareille chose peut se passer en arrière, dans la gaîne optique, et, comme M. Hormer l'a pu démontrer par la dissection, cet épaississement gommeux est même susceptible de se rencontrer au delà de la pénétration du nerf dans le crâne, de façon à transformer le nerf et le chiasma en une prolifération gommeuse. » (De Wecker.)

Épanchements sanguins. — Il existe des cas de cécité foudroyante, où le malade perd la vision dans le courant de quel-

---

[1] Archiv. für Ophtalm., tom. XIX, 3e partie, pag. 118.

[2] Arch. fur Augenheilkunde, 1883.

[3] Manz ; Arch. f. Ophtalm., tom. XXVIII, f. 3, pag. 93.

ques heures ou de quelques jours ; à l'ophtalmoscope, on aperçoit très souvent « une tache noirâtre oculaire bordant le pourtour de la papille » (Abadie) ; les membranes profondes et les milieux transparents de l'œil ne sont pas altérés tout d'abord, mais bientôt on voit survenir très rapidement une dégénérescence atrophique du nerf optique. Ces amblyopies et amauroses subites surviennent tantôt à la suite de certaines maladies générales, rougeole, scarlatine, variole hémorrhagique, fièvre typhoïde, etc. ; tantôt après des hémorrhagies abondantes, hématémèse, mélæna, épistaxis, etc. ; on les voit rarement apparaître sans une altération de la santé.

Longtemps on ne sut à quoi rattacher ces cas de cécité rapide ; de Græfe crut qu'on était alors en présence d'un processus inflammatoire localisé dans le trajet orbitaire du nerf optique ; il décrivit cette maladie sous le nom de névrite rétro-bulbaire. Les idées du célèbre professeur allemand ont été admises par la généralité des auteurs. Panas, ayant eu à observer un cas analogue, rencontra à l'autopsie une atrophie ascendante partant de la papille et remontant jusque près du trou optique ; au niveau de ce trou et au delà, le nerf était normal. De nos jours, on a repris l'étude de cette question ; quelques observateurs, et surtout Abadie, ont soumis à une analyse très minutieuse les observations sur lesquelles s'est appuyé de Græfe pour établir l'existence de sa névrite rétro-bulbaire ; ils ont de plus étudié des faits nouveaux. Pour eux, l'existence de cette névrite est loin d'être démontrée et la cause de cette cécité subite ne serait autre qu'un épanchement sanguin entre les gaînes du nerf optique. Il ne nous appartient pas de juger cette question, qui divise les maîtres de la science ophtalmologique ; d'ailleurs, l'exposé des raisons qui ont été données en faveur de l'une ou de l'autre de ces deux opinions nous entraînerait hors du cadre de notre sujet. Ce qu'il nous importe surtout de savoir, c'est que l'atrophie papillaire est généralement le terme très voisin de cette affection. Toutefois, si on nous

demandait de justifier le titre de ce paragraphe, nous répondrions
que nous admettons sans aucune hésitation l'existence de ces
épanchements sanguins, sans pour cela nier la névrite rétro-
bulbaire. Cette opinion, que nous osons émettre, nous semble
d'accord avec les faits; car, s'il est des cas (de Græfe, Panas)
où l'inflammation du nerf soit évidente, il en est d'autres (Abadie,
Knapp) que la compression mécanique des nerfs optiques par
l'épanchement sanguin suffit amplement à expliquer.

Les hémorrhagies ne se produisent pas toujours dans les gaînes;
elles peuvent être interstitielles, c'est-à-dire se produire dans
l'épaisseur même des nerfs optiques. Magnus[1] a publié sur ce
sujet un travail très sérieux. Après avoir établi le diagnostic
différentiel de ces hémorrhagies interstitielles, que l'on confondait
généralement jusqu'à ce moment avec l'embolie de l'artère centrale de la rétine, il a démontré qu'elles se terminaient fatalement
et rapidement par l'atrophie du nerf optique. Dans un travail
sur les hémorrhagies oculaires dans le diabète, Leber[2] rapporte,
sans en expliquer le mécanisme, quelques exemples d'atrophie
du nerf optique survenues dans le cours de cette maladie. Le
diabète prédispose, nous le savons, aux hémorrhagies; Leber en
a signalé dans la rétine, dans la pulpe cérébrale. Ne pourrions-
nous pas, avec M. Abadie, attribuer les cas d'atrophie papillaire
dont nous venons de parler à des hémorrhagies capillaires se
produisant dans le tronc du nerf optique? Depuis, Leber, Galezowski
et Mohammed Off[3] ont signalé plusieurs cas analogues. Qu'il
nous soit enfin permis d'attribuer la même cause aux atrophies
papillaires que l'on peut voir survenir très rapidement dans la
variole. Zulzer[4] a signalé dans cette maladie une tendance aux
extravasations sanguines dans l'épaisseur même de certains nerfs.

[1] Magnus; Die Schnenenblutungen. Leipzig, 1834.
[3] Leber; Arch. f. Ophtalm., tom. XXI, 1re partie, pag. 206.
[2] Mohammed Off; Thèse de Paris, 1870.
[4] Berliner klinische Wochenschrift, 1872, n. 51,

Pourquoi ces hémorrhagies interstitielles ne surviendraient-elles pas aussi dans les nerfs optiques ?

Blessures du nerf optique. — Il existe dans la littérature ophtalmologique un assez grand nombre d'observations de blessures du nerf optique. Ce nerf peut être atteint dans toute l'étendue de son parcours orbitaire et même à la base du crâne. C'est presque fatalement l'atrophie papillaire qui est le terme de cette lésion. Les symptômes et la marche de cette atrophie diffèrent toutefois assez notablement suivant le siége de la blessure.

Si le nerf a été atteint dans la partie qui comprend l'artère centrale de la rétine, on observe des phénomènes analogues à ceux que l'on rencontre dans l'embolie de cette même artère. L'atrophie papillaire se développe avec une très grande rapidité, comme l'a fort bien démontré Berlin [1] dans une série d'expériences sur des grenouilles et des lapins. Deux causes contribuent ici à produire cette atrophie : le défaut de conduction et l'altération des vaisseaux nourriciers de l'extrémité intra-oculaire du nerf optique.

Les blessures qui atteignent le nerf de la vision en arrière de la pénétration des vaisseaux donnent lieu à une atrophie lentement progressive. Les observations de Leber et de Schiens-Gemusseus montrent la tardivité des symptômes d'atrophie. Ici, tantôt le processus atrophique atteint toute l'étendue de la papille, l'amaurose est absolue : c'est que le nerf optique a été complètement divisé ; tantôt la décoloration de la papille n'est que partielle et l'altération du champ visuel ne se présente qu'en forme de secteurs : c'est qu'une partie seulement de la section transversale du nerf a subi une solution de continuité.

Avant d'arriver à l'étude des causes intra-crâniennes, signalons une cause toute particulière de l'atrophie de la papille, observée par Galezowski : c'est le rétrécissement de l'anneau de Zinn.

[1] Berlin; Société opht. d'Heidelberg. Klin. Monats., 1871.

Causes intra-crâniennes. — Tumeurs de la cavité crânienne. Les tumeurs cérébrales produisent-elles toujours des troubles du côté de la papille? Cette question, qui a une si grande importance séméiologique, a attiré, depuis la découverte du miroir d'Helmholtz, l'attention d'un très grand nombre d'observateurs ; elle est toutefois encore bien loin d'être résolue. La plupart des auteurs sont bien d'accord sur ce point : que la papille peut être influencée par les tumeurs cérébrales. Mais ces désordres sont-ils rares, fréquents ou constants ?

Il y a quelques années, au Congrès ophtalmologique d'Heidelberg, cette question fut soulevée. De Wecker fut d'avis que les troubles du côté de la papille ne se manifestaient qu'à la suite des tumeurs à développement rapide ; Nœgel les attribua à l'hydropisie ventriculaire fréquente dans les tumeurs et à la gêne circulatoire des veines de Galien qui en est le résultat. Otto Becher émit une troisième opinion: pour lui, la papille restait intacte dans les cas où la veine centrale de la rétine, au lieu de se rendre directement dans le sinus caverneux, s'anastomosait, par l'intermédiaire des veines de l'orbite, avec les veines de la face.

Depuis, plusieurs auteurs se sont encore occupés de cette question. Sweiger croit les troubles papille assez rares dans les tumeurs cérébrales. Le Dr Annuske [1] et plus récemment Abadie ont émis une opinion absolument contraire : pour ces auteurs, les désordres du côté de la papille se manifestent presque constamment à la suite des tumeurs cérébrales et en sont un des symptômes les plus importants.

Un autre point, qui nous intéresse plus particulièrement, divise encore les auteurs. On n'est pas d'accord sur la nature des troubles optiques. Les tumeurs cérébrales produisent-elles une inflammation du nerf, une névrite optique, ou bien voit-on apparaître d'emblée l'atrophie papillaire? On peut dire que généralement

[1] Arch. für Ophtalm., tom. XIX, 3e partie, pag. 165.

c'est d'abord la névrite qui se manifeste, pour se terminer dans un temps plus ou moins long par une atrophie; il existe toutefois des observations où l'atrophie semble avoir été produite directement sans l'intermédiaire d'une inflammation. Pour Abadie [1], l'atrophie se produit d'emblée si la tumeur, quelle qu'elle soit, vient à comprimer directement le chiasma. Quoi qu'il en soit, c'est toujours par l'atrophie du nerf optique que se terminent les processus morbides engendrés dans l'œil par les tumeurs cérébrales.

En tête des tumeurs intra-crâniennes, citons les productions gommeuses, les tubercules, les tumeurs qui se développent lentement à la base du crâne, telles que exostoses, sarcomes, syphilomes, etc., etc.

Le Dr Abadie a récemment attiré l'attention des cliniciens sur certains cas d'atrophie papillaire dont l'étiologie est encore mal connue. Il a eu l'occasion d'être consulté assez souvent par des sujets, jeunes pour la plupart, qui présentaient toutes les lésions typiques de l'atrophie papillaire succédant à la névrite des tumeurs crâniennes; chez eux, on ne pouvait reconnaître la moindre atteinte de syphilis ou de tuberculose, ni soupçonner l'existence d'une tumeur de mauvaise nature. La lésion des nerfs optiques était accompagnée de maux de tête violents, quelquefois de vertiges, de vomissements, de troubles de la sensibilité et de la motilité, qui justifient le diagnostic de tumeur; et pourtant peu à peu les symptômes cérébraux se sont amendés et ont disparu, la santé générale s'est améliorée et est redevenue parfaite ; mais la cécité a persisté, irrémédiable. Abadie remarqua en outre que ces malades étaient atteints de la diathèse scrofuleuse, et il admit que les lésions du nerf optique étaient probablement dues à des poussées inflammatoires survenant du côté du périoste et du squelette qui forme la paroi interne du crâne, à des périostites ou des ostéites circonscrites.

[1] Abadie ; Leçons de Clinique ophtalmique, pag. 84.

Hémiopie. — Nous venons de voir qu'à la suite des tumeurs cérébrales il se manifeste très souvent des troubles du côté de la papille, et que dans ces cas l'examen ophtalmoscopique révélait la présence, tantôt d'une névrite optique, tantôt d'une atrophie papillaire. Ces tumeurs peuvent encore atteindre la vision d'une troisième manière : elles peuvent produire, sans signe apparent à l'ophtalmoscope, l'anesthésie de la rétine de l'œil opposée à la lésion ou bien de la moitié de chaque rétine, c'est-à-dire une hémiopie.

L'hémiopie est dite latérale ou homonyme lorsque la moitié externe d'un œil est anesthésiée en même temps que la moitié interne de l'autre, et *vice versâ*. C'est la variété d'atrophie de beaucoup la plus fréquente. Elle est dite temporale lorsque le champ visuel de chaque œil a disparu dans la moitié externe ou temporale ; nasale lorsqu'il a disparu dans la moitié interne ou nasale.

L'atrophie papillaire peut-elle succéder à l'hémiopie ? Dans l'hémiopie latérale, l'atrophie a été niée par des auteurs très compétents, Gowers [1], Vulpian. Cependant d'autres auteurs l'auraient rencontrée : de Græfe l'a vue survenir trois ans après le début de l'hémiopie ; de Wecker, quinze mois ; Mauthner [2], treize ans ; de Rydel [3], six mois ; Hirschberg a vu, dans un cas tout récent, la papille se décolorer ; de Hyorrt et Leber en ont encore cité quelques observations. Presque tous les auteurs que nous venons de citer s'accordent à dire que, lorsque l'atrophie papillaire apparaît, ce qui est relativement assez rare, elle se manifeste longtemps après le début de l'hémiopie.

Elle paraît être un peu plus fréquente dans l'hémiopie temporale et dans l'hémiopie nasale, mais dans ce cas elle est toujours

[1] Gowers ; British Med. Journ., novembre 1877.
[2] Mauthner ; Œsterreich. Zeitschrift für prakt. Heilk., 1872.
[3] De Rydel ; Hirschberg's Beiträge für prakt. Heilk., 1877.

secondaire à une névrite optique, comme l'ont bien démontré Knapp [1], Derby [2], Bellouard [3], etc.

Épilepsie. — Quelques observateurs ont signalé la présence de l'atrophie papillaire chez des épileptiques; cette complication de l'épilepsie est excessivement rare, si toutefois elle existe. On sait en effet que des tumeurs intra-crâniennes peuvent provoquer des attaques épileptiformes. Ne peut-on pas se demander si, dans les cas qui nous occupent, l'épilepsie et l'atrophie de la papille ne seraient pas dues toutes les deux à la même cause, à une tumeur intra-crânienne ?

Hémorrhagie cérébrale. — On rencontre quelquefois l'atrophie de la papille optique à la suite d'une hémorrhagie cérébrale. Vulpian [4] cite le cas d'un malade qui devint aveugle après une attaque d'apoplexie; à l'autopsie, faite quinze ans plus tard, on trouva des traces d'une hémorrhagie ancienne dans le corps strié; les bandelettes et les nerfs optiques étaient atrophiés. Pour Fournier, l'atrophie papillaire serait assez fréquente dans cette maladie, mais elle succéderait presque toujours à la névrite optique. Sur 109 cas d'hémorrhagie cérébrale, il aurait rencontré treize fois la névrite optique et, par suite, l'atrophie de la papille. Les troubles oculaires ne doivent se manifester que lorsque le foyer hémorrhagique ou le ramollissement qui s'ensuit envahissent les organes centraux visuels.

On connaît cependant deux cas où l'atrophie papillaire a coïncidé avec l'aphasie: l'un est dû à Charcot, l'autre à Galezowski; on a donné de ces deux cas l'explication suivante: deux coagulums se seraient détachés à la fois; l'un se serait porté dans l'artère ophtalmique, et de là dans l'artère centrale de la rétine; l'autre aurait gagné l'artère sylvienne.

[1] Knapp; Arch. of Sc. and pract. Sc. New-York, 1873, pag. 293, 310.
[2] Derby, cité par Knapp.
[3] Bellouard; Thèse de Paris.
[4] Voy. Galezowski; Journal d'Ophtalmologie, juin 1872.

Hydrocéphalie chronique. — Galezowski et Barthez ont vu un enfant atteint d'une hydrocéphalie considérable, qui présentait un léger degré d'atrophie de la papille. Bouchut et Turck ont observé plusieurs cas analogues; ce dernier auteur attribue dans ces cas l'atrophie à la pression exercée sur le chiasma des nerfs optiques par le troisième ventricule. Armagnac[1] a cité un cas d'atrophie des deux papilles chez une enfant de quatre mois née avant terme et atteinte d'hydrocéphalie, cécité paraissant complète.

Athérome artériel. — Galezowski pense que dans la plupart des cas d'atrophie de la papille dont on ne connaît pas la cause, il faut songer à un athérome des vaisseaux de la base du crâne et de l'encéphale lui-même; pour cet auteur, cette affection est une des causes les plus fréquentes de l'atrophie du nerf optique. C'est probablement par l'intermédiaire de cet athérome artériel que l'alcoolisme chronique agit sur le nerf de la vision ; or nous verrons dans le tableau des causes de l'atrophie papillaire, placé à la fin de ce chapitre, que l'alcoolisme figure presque au premier rang.

Atrophie cérébrale. — Bouchut a observé un cas d'atrophie papillaire chez un malade atteint d'atrophie cérébrale.

Méningites. — Dans les inflammations des enveloppes cérébro-spinales, on a noté des troubles de la vue que l'on rapporte, pour la plupart, à l'atrophie papillaire ; cette dernière, dans ces cas, peut survenir de deux façons différentes: tantôt le nerf optique est comprimé par un épanchement, tantôt l'inflammation se propage des méninges à ses prolongements orbitaires, et de là au nerf lui-même. Comme cela se comprend aisément, c'est surtout dans les méningites de la base que l'on doit rencontrer l'atrophie de la papille.

[1] Rev. clin. du S.-O., n. 9, juin 1881.

On a encore signalé cette dernière dans quelques cas de mal d e Pott ; elle se rattache alors, très probablement, à l'inflammation des méninges. L'observation publiée par Abadie [1] montre bien la marche que suit l'affection. Un enfant ressent, à la suite d'une chute sur le dos, de violents maux de tête accompagnés de vomissements incoercibles, de convulsions, de contractions, etc. Au bout de quelques mois de traitement, tous ces symptômes disparurent ; il ne survint alors aucun trouble du côté de la vision. Quatre ans plus tard, sans cause apparente, il se manifesta une nouvelle inflammation des méninges. On vit alors apparaître les mêmes symptômes que précédemment, mais cette fois-ci il s'y ajouta des troubles du côté de la vue ; l'inflammation des méninges guérit une seconde fois, mais l'amblyopie fit tous les jours des progrès et le jeune sujet devint complètement aveugle. C'est à ce moment qu'Abadie eut à l'examiner ; il constata un mal de Pott et une atrophie blanche de la papille. Sous l'influence de la chute, il s'était produit une lésion des vertèbres qui avait donné lieu aux deux inflammations successives ; la seconde de ces inflammations se propagea aux gaines optiques ; mais, tandis que l'inflammation des méninges se guérit, la lésion des nerfs optiques continua son évolution et détermina peu à peu une atrophie complète.

Atrophie héréditaire. — Il existe une variété d'atrophie papillaire interstitielle que l'état actuel de nos connaissances ne nous permet de classer, au point de vue étiologique, dans les subdivisions que nous avons établies pour cette variété d'atrophie ; nous voulons parler de l'atrophie héréditaire. Empressons-nous de dire que c'est généralement par l'intermédiaire d'une névrite optique qu'elle se manifeste.

Plusieurs auteurs (Beer, Demours) ont cité des cas où des frères et des sœurs avaient perdu la vue simultanément ; mais, ne

[1] Abadie ; Traité des Maladies des yeux, tom. II

pouvant explorer le fond de l'œil, ils n'ont pu être fixés sur la nature de cette cécité. De Græfe, ayant observé plusieurs cas d'atrophie héréditaire, fit une étude très sérieuse de cette affection et la signala à l'observation des cliniciens.

Prouff [1] en a observé une série de six cas et en fit le sujet de sa Thèse inaugurale. Leber [2] a cité l'observation d'une famille se composant de six enfants : cinq garçons et une fille; le père et la mère avaient de très bons yeux, mais deux des frères de cette dernière étaient déjà atteints, depuis longtemps , d'amblyopie. Les cinq garçons furent tous atteints d'atrophie papillaire; ils furent frappés aux divers âges suivants : 20, 13, 28, 13 et 22. Frappé par cet exemple, cet auteur publia sur ce sujet une monographie très remarquable. Voici les résultats de son travail : L'âge auquel apparaissent les premiers troubles de la vision varient entre 13 et 28 ans. Cette affection atteint plus souvent les hommes que les femmes ; on ne trouve guère environ qu'une femme pour dix hommes. Elle épargne ordinairement la première génération, pour s'attaquer à la seconde; toutefois de Wecker a signalé un cas d'atrophie papillaire héréditaire où la transmission avait eu lieu de la mère au fils. Enfin le caractère le plus saillant de cette variété d'atrophie de la papille est, qu'après s'être développée assez rapidement, l'amblyopie reste ensuite presque indéfiniment stationnaire; les cinq malades de Leber pouvaient se conduire seuls dans les rues plusieurs années après le début de la maladie.

Ces dernières années, le Dr Norrès [3] a publié l'histoire de deux cousins germains frappés tous les deux d'atrophie de la papille; cette affection était un mal de famille, qui remontait jusqu'à la quatrième génération. C'était par la branche maternelle que le mal s'était transmis et avait frappé les descendants tant masculins

[1] Prouff ; Thèse de Paris, 1873.
[2] Arch. für Ophtalm., tom. XVIII, 2ᵉ partie. pag. 249.
[3] Norrès; Med. News, 5 août 1882.

que féminins, plus fréquemment cependant les enfants mâles, conformément aux conclusions de Leber.

Citons enfin, en terminant, comme cause excessivement rare de l'atrophie papillaire, l'intoxication saturnine; il n'en existe, croyons-nous, qu'une seule observation bien authentique dans la science. C'est celle d'un jeune prêtre qui fut adressé, en 1867, à Galezowski par le Dr Cougit. Ce malade avait été atteint à la Martinique d'une fièvre pernicieuse et d'une atrophie des papilles. Sa vue fut bien vite améliorée par le séjour en France et le traitement tonique et antipériodique.

Nous avons signalé les principales causes de l'atrophie papillaire, mais nous n'avons pas indiqué quelle était leur fréquence relative. Le tableau suivant, emprunté à Galezowski, peut facilement en donner une idée, quoique cet auteur n'ait pas admis la même division étiologique que la nôtre.

Causes cérébrales	40	Diabète	4
Tabes	33	Troubles menstruels	4
Traumatisme	22	Excès vénériens	4
Alcoolisme	13	Action des lumières vives	3
Syphilis	12	Migraine	2
Affections gastro-intestinales	7	Fièvre palustre	1
Erysipèle	6	Fièvre typhoïde	1
Troubles congénitaux et dentition	6	Albuminurie	1
Hérédité	4	Intoxications saturnines	1

Nous n'avons pas la prétention d'avoir signalé toutes les causes de l'atrophie papillaire, tant elles sont nombreuses ; nous croyons toutefois avoir passé en revue les principales. Qu'il nous soit permis d'espérer que nous nous sommes rapproché du but que nous nous proposions d'atteindre dans ce chapitre : d'aider au traitement de l'atrophie des papilles par la connaissance de ses causes.

ANATOMIE PATHOLOGIQUE.

Nous ne nous étendrons pas longuement sur l'anatomie pathologique des nerfs optiques ; nous nous contenterons seulement
d'établir la différence qui existe entre les deux espèces d'atrophie
papillaire.

Atrophie parenchymateuse. — A l'œil nu, la papille se présente
sous un aspect généralement grisâtre. Quelquefois la dégénérescence se prolonge sur tout le trajet du nerf ; d'autres fois on ne la
rencontre qu'à l'extrémité périphérique, par où elle débute toujours ; enfin, tantôt elle porte sur quelques faisceaux isolés, tantôt
sur toute la surface du nerf.

Leber a démontré que dans la variété d'atrophie papillaire qui
nous occupe, les lésions étaient analogues à celles que l'on rencontre dans les cordons postérieurs de la moelle. Cette analogie de lésions dans la moelle et dans les nerfs optiques se
comprend d'autant plus facilement qu'à l'état normal, ces nerfs
se rapprochent, quant à la texture, beaucoup plus de la substance
des centres nerveux que tous les autres nerfs (Charcot). Si on
étudie au microscope un nerf optique atteint de dégénérescence
tabétique, on aperçoit dans une première période les tubes nerveux d'un volume variable : les uns sont très petits, bien qu'ils
offrent encore leur cylindre axe et une enveloppe de myéline ; les
autres sont d'un volume normal ou plus larges qu'à l'état sain, et
leur cylindre axe présente parfois une hypertrophie assez considérable. Entre les tubes nerveux, la névroglie offre à considérer
des traînées ou des amas de petites cellules. Dans une seconde
période, les tubes nerveux sont tous d'un fort petit volume ; on
voit disparaître d'abord l'enveloppe de myéline, et finalement les
cylindres axes ; les éléments cellulaires de la névroglie s'atro-
phient, son tissu fibreux s'épaissit.

On est donc en présence de deux lésions qui semblent marcher
de pair : la métamorphose de la névroglie et l'altération des tubes
nerveux. Il est à remarquer qu'ici l'hyperplasie conjonctive ne
se montre qu'à un degré très modéré ; elle ne peut donc être
invoquée comme la cause de l'atrophie du tube nerveux ; c'est
ce dernier qui est affecté en premier lieu. « On s'explique ainsi
pourquoi, dans la lésion tabétique des nerfs optiques, l'élément
nerveux subit une destruction comparativement bien plus complète et plus rapide que celle qui se produit dans la sclérose en
plaques, les cylindres d'axe persistant, en effet, beaucoup plus
longtemps dans le cas de cette dernière affection. L'induration
grise des nerfs optiques, dans l'ataxie locomotrice, pourrait donc
être, d'après cela, désignée sous le nom d'atrophie parenchymateuse ». (Charcot, *Leçons sur le système nerveux*, t. II, pag. 43.)

Atrophie interstitielle. — Le nerf optique se présente sous
l'aspect d'un cordon fibreux ; il est généralement blanc. Ici la
dégénérescence peut commencer aussi bien à l'extrémité centrale
qu'à l'extrémité périphérique. Ordinairement, toute la surface du
nerf est atteinte; toutefois, dans les cas succédant à une hémiopie,
on peut constater seulement l'atrophie de la moitié de la papille
qui correspond à cette affection.

Cette variété d'atrophie papillaire se caractérise histologique-
ment par une hyperplasie considérable et primitive du tissu conjonctif, qui, comprimant les tubes nerveux, produit leur atrophie.
Le microscope montre au début une très grande accumulation de
cellules dans toutes les cloisons qui séparent les faisceaux primi-
tifs du nerf ; les loges se multiplient, mais au détriment de leur
volume. Plus tard les nerfs, comprimés de toutes parts, perdent
leur myéline; il ne reste plus que les cylindres axes, qui quelquefois disparaissent même complètement.

En un mot, dans l'atrophie parenchymateuse c'est l'élément
nerveux qui est atteint primitivement, le tissu de soutènement

n'est altéré que consécutivement ; dans l'atrophie interstitielle, au contraire, la lésion primitive affecte le tissu conjonctif, qui, proliférant, comprime et étouffe les tubes nerveux.

SYMPTOMATOLOGIE.

CARACTÈRES COMMUNS DES DIFFÉRENTES ESPÈCES D'ATROPHIE DE LA PAPILLE.

Quelle que soit la variété d'atrophie papillaire que l'on ait à examiner, on rencontre toujours un ensemble de caractères communs que nous allons essayer de décrire très sommairement. Nous ne nous occuperons, bien entendu, que des caractères propres à l'atrophie de la papille, laissant de côté ceux qui auraient rapport avec les nombreuses affections qui engendrent cette dernière (ataxie locomotrice progressive, tumeurs intra-crâniennes, etc...). Dans la maladie qui nous occupe, d'un côté le nerf optique subit des modifications anatomiques qui modifient sa vitalité et transforment son tissu ; il doit se montrer, à l'ophtalmoscope, sous un aspect tout différent de celui qu'il présente à l'état normal ; d'autre part, la fibre nerveuse disparaissant, le nerf de la vision perd ses propriétés spéciales et se transforme en un tissu indifférent aux excitations lumineuses ; la fonction disparaît ; d'où deux ordres de symptômes : les symptômes physiques ou optalmoscopiques, et les symptômes fonctionnels. C'est la division que nous allons suivre dans l'étude de la symptomatologie de l'atrophie de la papille.

Avant de donner les caractères de la papille atrophiée, disons comment elle se présente à l'ophtalmoscope à l'état normal.

Quand on examine le fond de l'œil à l'ophtalmoscope, on voit très nettement la papille ou extrémité intra-oculaire du nerf optique. Elle a la forme d'un disque circulaire blanchâtre, facile à distinguer au milieu du fond rouge orangé qui l'environne.

Elle présente de nombreuses variétés de coloration qu'il est utile de connaître si l'on veut éviter de croire à une lésion, quand la papille est en réalité saine et physiologique. D'ordinaire, elle est d'un aspect blanc rosé, diaphane, aspect dû en partie à la translucidité des fibres nerveuses qui recouvrent sa surface et à la lame criblée ; selon que cette membrane est plus ou moins à découvert, la couleur blanche est plus ou moins éclatante. Aussi la moitié externe est-elle toujours beaucoup plus blanche que la moitié interne, la couche des fibres nerveuses étant beaucoup plus mince en dehors qu'en dedans. Quant à la teinte rosée du nerf, elle dépend de sa richesse plus ou moins grande en capillaires et nous renseigne d'une façon précise sur son degré d'hyperémie ou d'ischémie.

Chez les individus blonds, la couche épithéliale de la choroïde est peu pigmentée, et conséquemment la papille, dont la coloration se rapproche de celle du fond de l'œil, paraît beaucoup plus injectée que chez les personnes brunes. Chez ces dernières, le fond de l'œil étant plus sombre, le disque nerveux paraît plus blanc. Enfin il existe des cas de décoloration congénitale avec intégrité de la vision.

Quand on voit nettement la surface de la papille, on distingue trois zones : la première, au centre, au point d'émergence des vaisseaux rétiniens, a la forme d'une tache blanchâtre formée par la lame criblée : *portus opticus.* Il y a là une excavation physiologique au fond de laquelle est la lame criblée.

La deuxième zone, concentrique à la première et dont l'étendue est en raison inverse des dimensions de la première, offre une teinte plus rosée ; elle est formée par l'épanouissement des fibres nerveuses et parcourue par de nombreux capillaires.

Enfin la troisième zone est à la périphérie de la papille, elle a l'aspect d'un cercle blanchâtre : c'est l'anneau sclérotical où l'extrémité de la gaîne interne du nerf optique, dont les fibres arrivent jusqu'au niveau de la chorio-capillaire avant d'aller former la couche interne de la sclérotique. Cet anneau est toujours plus large et plus apparent du côté externe que du côté interne, parce qu'il est moins masqué par les fibres nerveuses. En dehors de lui, du côté externe, on trouve parfois un liseré noirâtre ayant la forme d'un croissant : c'est l'anneau choroïdien, point de séparation de la choroïde et du nerf optique.

La papille est à peu près circulaire ; quelquefois elle a la forme d'un ovale très allongé. Cet aspect peut être dû à une forme réelle ou à une fausse apparence. Si la papille est réellement ovale, son aspect persiste quand on l'examine, soit à l'image droite, soit à l'image renversée ; si l'aspect dont nous parlons est le résultat de l'astigmatisme, le sens du grand diamètre de l'ovale varie avec le mode d'examen.

La grandeur apparente de la papille varie avec l'état de la réfraction oculaire et la force dioptrique du verre qui sert à l'examen. Chez les hypermétropes, elle paraît beaucoup plus grande que chez les myopes ; de même, ses dimensions paraissent d'autant plus considérables que la lentille employée est plus faible.

Les vaisseaux émergent un peu en dedans du centre de la papille. Le point de bifurcation de l'artère centrale est, tantôt visible, tantôt caché. Si elle se divise avant d'avoir traversé la lame criblée, ses branches principales sortent isolément à la surface de la papille ; si elle ne se divise qu'à sa sortie du nerf optique, le point d'émergence apparaît comme une petite tache d'un rouge sombre.

L'artère centrale de la rétine se divise en plusieurs branches secondaires, de nombre et de dispositions très variables.

Symptômes physiques.— Le premier signe ophtalmoscopique qui permette de distinguer l'atrophie de la papille est son changement d'aspect. La teinte rosée qu'elle possède à l'état normal s'altère peu à peu, pour faire place à une teinte blanche, blanc bleuâtre ou grise ; dans tous les cas, la papille paraît terne et opaque; elle prend l'aspect tendineux. L'anneau sclérotical devient plus apparent qu'à l'état normal ; il circonscrit beaucoup plus nettement les bords de la papille, qui se détache alors très distinctement sur le fond de l'œil. Il faut attacher une très grande importance à cet anneau fibreux dans le cas d'atrophie peu prononcée. En s'atrophiant, la papille ne change pas de forme, elle conserve toujours sa configuration normale. Quelques auteurs, il est vrai, ayant observé des échancrures sur les circonférences de papilles atrophiées, les attribuèrent à l'affection atrophique du nerf. A l'état sain, la papille présente parfois des échancrures; pourquoi, lorsqu'on les rencontredans une papille atrophiée, ne pas admettre qu'elles existaient avant la maladie ? Galezowski a eu l'occasion d'observer les yeux d'un malade atteint d'atrophie de la papille de l'œil droit. Dans l'espace de deux semaines, la papille gauche, qui était saine auparavant et présentait une échancrure bien marquée à la circonférence, s'est aussi atrophiée en conservant la même forme échancrée.

Les artères diminuent constamment de calibre à une certaine période de la maladie; cette diminution va souvent de pair avec la décoloration de la papille, mais elle n'atteint pas toujours le même degré et ne se montre pas toujours avec la même promptitude. Il n'est pas toujours facile de juger de l'apparition de ce symptôme, surtout lorsque, les deux yeux étant atteints, la comparaison de l'un à l'autre fait défaut. Pour bien les reconnaître, il est très important de bien distinguer les artères des veines ; rappelons que les principaux éléments de cette distinction sont la couleur différente des deux espèces de vaisseaux, la raie qui accompagne les artères et que l'on ne voit pas généralement le long du trajet des veines, et enfin le calibre relatif de ces mêmes vaisseaux : on sait en effet qu'il existe, à l'état physiologique, des différences assez notables dans le calibre des vaisseaux de la rétine. Ces variations dépendent la plupart de l'âge, de la condition, du tempérament des individus. Mais ce qui à l'état normal est à peu près toujours constant, c'est le rapport entre le calibre des veines et des artères. L'épaisseur de l'artère n'est que les deux tiers de celle de la veine : ainsi, lorsqu'on apercevra à l'examen ophtalmoscopique un rapport entre le diamètre des deux vaisseaux inférieurs à deux tiers, on sera en droit de conclure à un amincissement de l'artère.

Un autre symptôme qui se manifeste généralement plus tard que ceux dont nous venons de parler, consiste dans l'apparition d'une excavation de la papille. Ce symptôme n'est pas observé nécessairement dans toute atrophie de la papille, mais il peut se présenter fréquemment, il est vrai, dans toutes les espèces d'atrophie. Il résulte de la disparition des fibres nerveuses. Cette excavation peut se présenter sous des aspects très variés : tantôt il ne se produit qu'un léger affaissement qu'on ne peut que très difficilement apercevoir à l'ophtalmoscope ; tantôt le nerf s'affaisse très profondément, au point de simuler une excavation glaucomateuse ; nous verrons plus tard quels sont les caractères qui permettent de l'en distinguer. Ces différences d'aspect que présente l'excavation de la papille atrophiée dépendent surtout de la préexistence d'une excavation physiologique. S'il n'en existe pas à l'état normal, l'excavation pathologique sera généralement peu marquée ; elle sera d'autant plus profonde que celle qui existe à l'état sain est plus apparente.

Lorsque les symptômes sont encore peu marqués, ils peuvent échapper à l'examen ophtalmoscopique ; pour les apercevoir, il faut user de certains artifices, par exemple se servir d'un éclairage très faible, faire l'examen à l'image droite, etc...

Symptômes fonctionnels. — Au début de l'atrophie papillaire, la rétine peut offrir un degré d'excitabilité anormale ; souvent

les malades ont des sensations de lueurs, d'étincelles, de phosphènes de toute sorte. Un malade de Gazelowski se plaignait de
lumières excessivement vives, blanches, bleues et rouges, qui lui
apparaissaient soudainement comme l'éruption d'un volcan. « La
clarté que je vois autour de moi, disait ce malade, est si vive
qu'elle ne diffère en rien de la clarté ordinaire du jour ; mais ce
qui m'étonne et me désespère, c'est que cette clarté ne me sert à
rien pour me conduire, elle n'éclaire pas toute la chambre ni
les objets qui m'environnent. » Ces malades ne peuvent sup-
porter une lumière trop éclatante et préfèrent le demi-jour. On a
toutefois noté des exceptions et l'on a signalé des malades atteints
d'atrophie de la papille dont la vision était rendue meilleure par
une source lumineuse très intense.

La perte de l'acuité visuelle se manifeste quelquefois très
rapidement. Nous avons vu en effet, au chapitre de l'Étiologie,
qu'un processus aigu peut produire presque d'emblée la cécité.
Ces cas cependant se présentent assez rarement. On rencontre
plus fréquemment une marche bien plus lente. La vue commence
par s'affaiblir légèrement dans un seul œil ; le malade, généralement, ne s'aperçoit pas de la diminution de son acuité visuelle ;
il ne s'en préoccupe que lorsque la lésion fait des progrès dans
l'œil déjà atteint, ou bien lorsque le second œil est frappé à son
tour ; alors un léger brouillard obscurcit sa vue et l'empêche de
se livrer avec la même attention que précédemment à ses occu-
pations habituelles ; le brouillard s'épaissit peu à peu, le malade
ne peut plus apercevoir les objets qu'à une faible distance, et
encore ne les voit-il que très indistinctement ; enfin la cécité est,
à peu d'exceptions près, le terme assez éloigné, mais presque
toujours fatal, de la marche progressive de la maladie.

En même temps que la diminution de l'acuité visuelle, se
manifeste le rétrécissement du champ visuel, c'est-à-dire la
disparition précoce de la vision dans certaines parties de la
rétine ; disons cependant que ce symptôme, comme d'ailleurs

celui dont nous venons de parler, n'est pas spécial à l'atrophie de la papille. Le rétrécissement du champ visuel se produit généralement d'une manière concentrique; débutant par la périphérie de la rétine, il s'étend peu à peu jusqu'aux parties centrales. Quelquefois on observe des lacunes dans le champ visuel; ces lacunes, ou scotomes, indiquent une altération plus prononcée de certains groupes de fibres ; ils présentent en général une grande symétrie comme configuration lorsque les deux yeux sont atteints. D'après de Wecker, les secteurs du champ visuel qui seraient le plus fréquemment frappés seraient les supéro-externes. Il n'est pas rare d'observer des cas où il existe des scotomes centraux sans que le champ visuel périphérique soit notablement atteint ; ou a vu des exemples où au contraire ce scotome central coïncidait avec un rétrécissement périphérique assez avancé, de sorte qu'il existait une zone voyante intermédiaire. Charcot et Panas ont eu l'occasion d'examiner un malade qui était incapable de se conduire alors qu'il pouvait déchiffrer les lettres du numéro 1 de l'échelle typographique de Jæger ; chez ce sujet, la perte de la vision était presque absolue, il n'existait qu'un point central très restreint où l'acuité visuelle était conservée encore entière. Le rétrécissement du champ visuel marche ordinairement de pair avec la diminution de l'acuité visuelle ; il est en effet assez rare de rencontrer, avec de fortes réductions du champ visuel, une bonne acuité visuelle.

Un troisième symptôme important est l'affaiblissement progressif que subit la sensibilité pour les couleurs. L'insensibilité commence généralement par le vert ; le rouge, quelque temps après, n'est plus perçu à son tour ; le jaune disparaît ensuite, et finalement survient la cécité pour le bleu. Il faut avoir soin, pour constater ces phénomènes, de n'employer que des couleurs bien tranchées. Un fait, en effet, digne de remarque et que nous avons eu l'occasion de constater chez presque tous nos malades, c'est que lorsque des couleurs bien franches étaient nettement perçues,

des couleurs à peu près pareilles, qui ne différaient de ces dernières que d'une nuance à peine perceptible pour un œil
sain, n'étaient plus reconnues par les malades. Nous avons vu
que le rétrécissement du champ visuel et la diminution de
l'acuité visuelle marchaient généralement de pair; il n'en est plus
de même pour la dyschromatopsie ; cette dernière se montre
d'une manière très inégale (nous verrons dans le chapitre suivant
de quelle utilité sera son apparition plus ou moins précoce
pour le diagnostic différentiel des différentes espèces d'atrophie).
Elle peut ne pas exister du tout, ou du moins se montrer
lorsque l'acuité visuelle est excessivement réduite ; ordinairement elle se manifeste en même temps que les autres symptômes
de l'atrophie papillaire ; quelquefois enfin on la voit apparaître
tout à fait au début de cette affection. Cette confusion des couleurs avertit alors ceux chez qui elle se présente de la terrible
maladie qui va les frapper. Parmi nos malades, l'un, conducteur
de tramways, s'aperçut un jour qu'il ne pouvait plus distinguer
les voitures de sa Compagnie de celles de la concurrence : ses
voitures avaient la même forme, elles différaient seulement par
la couleur ; un autre, tailleur d'habits, constata à un âge assez
avancé qu'il se méprenait très souvent sur la couleur de certains
draps. Jusque-là, ces malades n'avaient ressenti aucun trouble du
côté de la vision. Depuis, ont apparu les autres symptômes de
l'atrophie papillaire tabétique.

Toutefois il ne faut pas se contenter de dire : « telle couleur
n'est plus aperçue », il faut encore chercher à délimiter l'étendue des divers champs de couleurs. Cette étude est très importante au point de vue du diagnostic ; tantôt les limites se rapprochent du centre et s'éloignent de la périphérie ; l'étendue du
champ de la couleur verte diminue d'abord, celui du rouge se
rétrécit à son tour, puis celui du jaune et enfin celui du bleu ;
dans ce cas, les lignes qui représentent ces limites sont concentriques ; celle du vert reste toujours en dedans de celle du rouge,

celle-ci au-dedans de celle du jaune, etc.; d'autres fois, les contours des divers champs de couleurs sont irréguliers et empiètent les uns sur les autres : ainsi, la ligne qui délimite le champ de perception du vert rencontre celle du rouge et même celle du jaune, et la coupe en plusieurs points.

DIAGNOSTIC.

Diagnostic différentiel de l'atrophie papillaire. — Lorsque les caractères ophtalmoscopiques se trouvent réunis avec les symptômes fonctionnels, il est assez facile de connaître une atrophie de la papille. On ne la confondra pas avec une décoloration physiologique ; car si dans ce cas la papille peut présenter quelques-uns des symptômes physiques de la papille atrophiée, les symptômes fonctionnels font complètement défaut ; l'acuité visuelle est excellente, le champ visuel est normal et le sujet reconnaît aisément les diverses couleurs.

La confusion avec la névrite optique est encore plus difficile ; à l'examen ophtalmoscopique, on peut constater dans la névrite des symptômes inflammatoires qui n'existent nullement dans l'atrophie de la papille.

Dans le cas où il existe une excavation très-profonde de la papille, on pourrait, à un examen superficiel, confondre l'atrophie avec le glaucome chronique simple. Ces deux maladies ont en effet quelques points de ressemblance. Dans toutes les deux, on voit apparaître une excavation de la papille et les milieux de l'œil restent transparents ; de plus, les troubles fonctionnels, lorsqu'ils sont bien accusés dans le glaucome, peuvent présenter une grande analogie avec ceux de l'atrophie. Un des principaux moyens de diagnostic, dans ce cas, c'est l'examen attentif de l'excavation de la papille ; elle présentera des caractères tout à fait différents selon que l'on sera en présence de l'une ou de l'autre de ces deux affections. L'excavation glaucomateuse est taillée à pic, ses bords latéraux ne peuvent donc être aperçus à l'examen ophtalmoscopique ; il en résulte que si l'on suit des regards les vaisseaux centraux à partir de l'endroit où ils sortent du nerf, on les voit tapisser le plancher de l'excavation et s'interrompre subitement lorsqu'ils arrivent à la périphérie de ce plancher. On dirait qu'il existe une solution de continuité entre les vaisseaux de la papille et ceux de la rétine ; on ne peut voir en effet la partie du vaisseau qui se trouve sur le bord latéral de l'excavation : les vaisseaux de la rétine semblent être déplacés parallèlement à leur véritable direction. Pareils symptômes ne se rencontrent point dans l'excavation de l'atrophie papillaire ; ici en effet, au lieu d'être taillée à pic, l'excavation est infundibuliforme, les vaisseaux peuvent être suivis du regard pendant tout leur trajet. Enfin, dans le glaucome chronique simple, la dyschromatopsie ne se présente pas comme dans l'atrophie de la papille.

Diagnostic différentiel des diverses espèces d'atrophie papillaire. — Savoir à quelle variété d'atrophie papillaire l'on a affaire, est chose très importante. Un diagnostic précis permet en effet non seulement d'opposer à l'affection locale du nerf optique un traitement rationnel et approprié, mais encore de faire découvrir une maladie beaucoup plus importante et restée souvent inaperçue jusque-là. D'ailleurs les deux observations suivantes, que nous devons à M. le professeur Charcot, montrent bien plus clairement que tous les raisonnements l'utilité de ce diagnostic différentiel.

« Tout récemment, nous avions dans nos salles, presque côte à côte, deux malades : l'une, Deg..., que je vous ai fait voir comme un spécimen d'ataxie fruste avec crises fulgurantes et crises gastriques, et non accompagnées d'incoordination motrice ; l'autre Ler... qui a succombé, il y a quelques jours. La première est une ataxique, et personne ne saurait suspecter ce diagnostic, bien que le critérium anatomique fassse défaut ; la seconde avait une tumeur de l'un des lobes occipitaux du cerveau.

» La combinaison des symptômes était telle, chez nos deux malades, que la perplexité, pendant longtemps, a été grande, le diagnostic absolument incertain. Il n'est pas douteux, pour moi, que certains cas de tumeurs cérébrales, sans nul doute fort exceptionnels, doivent être rapprochés de l'ataxie locomotrice...

» La nommée Deg... offre les symptômes suivants : céphalalgie intense, rémittente, siégeant à l'occiput et au front; douleurs dans les globes oculaires ; cécité absolue des deux côtés ; douleurs à la nuque à peu près constantes, paraissant se répandre dans toute la longueur d'un bras ; vomissements revenant par accès, composant de véritables crises gastriques et s'accompagnant d'une exaspération de douleurs céphaliques ; enfin fulgurations douloureuses dans tous les membres, revenant par accès.

» Les symptômes observés chez Ler... exigent plus de détails. Nous noterons : une cécité complète, survenue progressivement (le début subit, dans la névrite optique, n'est pas nécessaire, vous le voyez) ; une céphalalgie intense occupant l'occiput et le front, à peu près continue, mais s'exaspérant par accès ; douleurs vives dans les yeux, sujettes à des temps d'arrêt et à des exacerbations ; vomissements se montrant par crises, de même que chez Deg... et persistant quelquefois pendant quelques jours ; enfin douleurs dans les membres.

» Ces douleurs, qui forment l'exception à la règle que je signalais en commençant cette leçon à propos de la description des douleurs tabétiques, offraient, à s'y méprendre, le cachet des douleurs fulgurantes. Plus de vingt fois, dans l'observation, on trouve consigné, d'après le récit sincère de la malade enregistré au moment même des accès, que ces douleurs se montrent tout à coup comme des éclairs, qu'elles n'occupent qu'un point, soit au voisinage des jointures (genou, poignet), soit sur le corps des membres, et qu'elles s'accompagnent d'une sorte de ressaut du membre où elles sévissent. C'est lorsque ces douleurs, ainsi que la céphalalgie, s'exaspèrent, que surviennent les accès de vomissement. A tous ces symptômes, nous devons ajouter une douleur vertébrale se répandant autour du tronc et simulant la douleur en ceinture.

»En pareille occurrence, le diagnostic n'est-il pas bien embarrassant ? Permettez-moi encore de vous faire remarquer que, pour ajouter à l'intérêt de la situation, la titubation existait dans le cas de tumeur et que Deg...., l'ataxique, n'en présentait pas de traces.

»Or l'ophtalmoscopie est venue, dans cette conjecture, nous apporter un concours décisif. Je mets sous vos yeux deux dessins faits d'après nature et que je dois à l'obligeance de M. Galezowski : l'un figure la papille de Deg..., et vous pouvez y reconnaître tous les caractères de la papille tabétique ; l'autre représente la papille de Ler... L'atrophie consécutive à la névrite optique se présente là avec tous ses caractères distinctifs.

»Après cet examen, toute difficulté cessait sur-le-champ. Il devenait évident que Ler... était sous le coup d'une tumeur cérébrale, et l'autopsie l'a vérifié; quant à Deg..., elle est ataxique; la nécropsie prononcera quelque jour, et je ne doute pas qu'elle nous donnera raison. »

Nous allons établir le diagnostic différentiel des deux grandes espèces d'atrophie, parenchymateuse et interstitielle ; nous verrons ensuite s'il n'existe pas certains caractères qui permettent de différencier entre elles les diverses variétés de cette dernière.

L'examen ophtalmoscopique, à lui seul, n'est pas suffisant pour établir le diagnostic d'une façon certaine. La papille tabétique se présente, il est vrai, généralement sous une forme grisâtre, tandis que l'atrophie interstitielle donne à la papille un aspect blanchâtre ; ce caractère est bien inconstant, et les auteurs ne lui attribuent pas la même importance qu'autrefois.

L'amincissement des artères n'apparaît pas généralement à la même époque dans les deux espèces d'atrophie; presque primitif dans l'atrophie interstitielle, on peut le voir ne survenir que très tardivement dans l'atrophie parenchymateuse; dans ces derniers cas même, on peut ne remarquer une diminution marquée des artères que lorsque les malades sont frappés déjà depuis long-temps de cécité absolue. Il en est de même pour l'excavation atrophique de la papille : elle se manifeste beaucoup plus tôt dans l'atrophie interstitielle que dans l'atrophie parenchymateuse. Ce dernier symptôme a fort peu d'importance au point de vue qui nous occupe actuellement : nous savons en effet qu'il peut man-quer complètement; lorsqu'il existe, il dépend en grande partie de l'état de la papille avant l'invasion de la maladie. L'excava-tion physiologique que l'on rencontre quelquefois persiste au début dans une atrophie tabétique et peut faire croire à une atrophie interstitielle.

Le diagnostic différentiel est mieux éclairé par les symptômes fonctionnels. Les sensations de lueurs d'étincelles, les douleurs frontales, paraissent plutôt dues à l'atrophie interstitielle qu'à l'atrophie parenchymateuse ; dans cette dernière, aucun phéno-mène douloureux ne vient marquer le début de la maladie, qui progresse lentement mais sûrement.

Le champ visuel ne se rétrécit pas de la même manière dans les deux espèces d'atrophie papillaire ; quand il diminue d'une manière régulière autour de la macula, l'on peut dire que l'on est en présence d'une atrophie parenchymateuse ; dans l'atrophie interstitielle, ce rétrécissement se fait d'une façon fort irrégulière, on peut apercevoir des lacunes, des inégalités, des scotomes. Enfin le caractère le plus important, c'est celui qui est tiré de la dys-chromatopsie ; nous avons vu que les malades atteints d'atrophie perdent tôt ou tard la notion des couleurs. Dans l'atrophie inter-stitielle, ce symptôme fait souvent défaut ; il ne survient générale-lement qu'à la fin de la maladie, lorsque la papille est presque complètement désorganisée ; de plus, les lignes qui délimitent les divers champs de perception des couleurs sont très irrégulières et se coupent en plusieurs endroits ; dans l'atrophie tabétique, au contraire, ce symptôme est précoce, et les limites des divers champs visuels, tout en se rapprochant successivement de la macula, demeurent toujours concentriques. Le Dr Abadie attribue, dans ses Cliniques, une importance capitale à ce symptôme au point de vue différentiel ; pour cet auteur, si, l'acuité visuelle étant encore supérieure à 1/5, le vert n'est plus perçu, si le rouge et le jaune ne sont reconnus qu'avec difficulté, on a affaire presque sûrement à une atrophie parenchymateuse. Si, au contraire, l'acuité étant déjà inférieure à 1/10, les couleurs sont encore suffisamment perçues, on doit se trouver probablement en présence d'une atrophie interstitielle.

Nous avons donné les éléments du diagnostic différentiel des atrophies parenchymateuse et interstitielle ; parmi ces dernières, quelques-unes présentent des caractères particuliers que nous allons énumérer très succinctement.

Dans l'atrophie succédant aux névrites, on rencontre les traces de l'ancienne inflammation ; les bords de la papille ne sont pas nettement tranchés, comme dans les autres variétés d'atrophie interstitielle ; ils sont diffus ; les artères sont très minces et présentent le long de leurs parois de petites traînées blanchâtres ; les veines sont au contraire gorgées de sang, elles sont tortueuses.

On peut reconnaître que l'atrophie papillaire succède à une rétinite pigmentaire aux taches de pigments disséminées dans les régions équatoriales de l'œil ; les artères sont encore ici très amincies ; lorsque l'on peut suivre l'évolution de la lésion de la papille, on constate que cet amincissement débute dans les fines artérioles de la périphérie, pour envahir peu à peu les gros troncs centraux.

Le Dr Abadie donne comme symptôme caractéristique de l'atrophie papillaire succédant à une hémorrhagie dans la gaîne du nerf, la présence d'une tache noirâtre circulaire, bordant le pourtour de la papille ; cette tache forme toujours, d'après cet auteur, un anneau presque complet, interrompu seulement en quelques points d'une façon irrégulière. De plus, le diagnostic de cette marche d'atrophie interstitielle sera éclairé par la rapidité foudroyante avec laquelle tous les symptômes se manifestent.

Peut-on reconnaître l'existence de l'atrophie papillaire syphilitique ? Et d'abord, qu'entend-on par atrophie syphilitique ? Quelques auteurs admettent que les nerfs optiques peuvent, sans intermédiaire aucun, s'atrophier sous l'influence de la syphilis. Cette manière de voir est vivement combattue par certains ophtalmologistes. Ces derniers pensent que la syphilis ne peut pas engendrer directement l'atrophie papillaire ; lorsque cette dernière apparaît chez un syphilitique, elle est, pour eux, successive, tantôt à une chorio-rétinite spécifique ayant désorganisé les membranes profondes de l'œil, tantôt à des tumeurs gommeuses. On comprend aisément que l'atrophie syphilitique présente des caractères différents suivant qu'elle est sous la dépendance des unes ou des autres de ces affections. Ce qui aidera beaucoup au diagnostic sera l'existence de la syphilis chez le malade.

MARCHE. PRONOSTIC. — Après ce que nous avons dit sur l'étiologie de l'atrophie papillaire, on nous pardonnera de nous arrêter fort peu sur le pronostic. Ce dernier est intimement lié à la cause. Excessivement grave dans l'atrophie tabétique, il est relativement assez favorable dans l'atrophie syphilitique. Dans le premier cas, le traitement n'arrêtera que fort difficilement la marche fatale de la maladie ; dans le second cas, la perte de la vision sera enrayée par un traitement rationnel, le malade pourra même guérir complétement. Disons toutefois que, d'une manière générale, on doit porter un pronostic fort sérieux.

Nous serons également très bref sur la marche de l'atrophie papillaire. En décrivant la symptomatologie de cette affection, nous avons insisté sur l'évolution des différents symptômes ; nous avons montré dans le diagnostic différentiel à quel moment ils apparaissaient ; nous avons fait voir que les symptômes de début de l'atrophie interstitielle pouvaient apparaître très tardivement dans l'atrophie parenchymateuse et *vice versâ*, etc., etc. Nous n'y reviendrons pas ici. Qu'il nous suffise de dire que l'atrophie papillaire a généralement une marche fatale, et que, si elle n'est pas influencée par un traitement approprié, sa terminaison est la perte absolue de la vision. La maladie arrive à cette extrémité, tantôt très rapidement, tantôt au bout de plusieurs années seulement, mais d'une manière uniformément progressive. On a observé toutefois des cas où l'affection semblait s'arrêter d'elle-même, elle restait stationnaire pendant plusieurs années. L'observation suivante, que nous devons à l'obligeance de M. Galtier (de Nimes) nous fait voir un exemple très net de cette irrégularité dans la marche de l'atrophie papillaire.

PREMIÈRE OBSERVATION.

Communiquée par M. GALTIER (de Nimes).

M. B..., Émile, voyageur de commerce, âgé de 33 ans, s'est présenté à mon cabinet le 18 avril 1884.

Il m'a raconté que, il y a quelques années, il fut atteint de syphilis, pour laquelle il fut soigné et se croyait guéri.

Il y a quatre ans, se trouvant à Paris, il consulta un oculiste de la capitale pour des troubles qui survenaient dans sa vue.

Il passa successivement d'une clinique à l'autre (Galezowski, Desmarres, Abadie, Wecker, Fieuzal) ; tous ces confrères diagnostiquèrent une atrophie des nerfs optiques de cause et de nature syphilitiques et le soumirent à un traitement très complet et très actif; la vision ne cessa de décliner pendant tout ce temps.

Enfin, après des années de traitement, les ressources du malade et celles de la thérapeutique s'étant épuisées, ce jeune homme, qui n'avait que des vestiges de vision, le cessa absolument.

Il y a deux ans que sa vue ne s'est pas modifiée, me dit-il. Aujourd'hui, 18 avril, en tournant le dos au jour, il compte de l'œil droit les doigts à 25 centim., de l'œil gauche à 3 centim. La perception des couleurs est tout à fait abolie.

Le champ visuel est très diminué et la perception sensible moins défectueuse en bas et en dehors.

A l'ophtalmoscope, j'ai trouvé les divers milieux réfringents de l'œil parfaitement transparents. La papille, allongée de haut en bas, est entourée d'un anneau sclérotical très apparent; le disque de la papille est légèrement grisâtre et cendré; les vaisseaux capillaires ont disparu, mais quelques ramifications vasculaires plus volumineuses le parcourent encore; les veines sont encore assez volumineuses, les branches de l'artère centrale de la rétine sont à peine la moitié et le tiers du volume de la veine.

Nous avons donc une atrophie incomplète, ce qui explique la conservation d'une certaine vision.

Tous ces mêmes symptômes existent dans l'œil gauche à un degré encore plus élevé.

Ce qui me semble remarquable dans cette observation se rattache : premièrement, à l'inefficacité complète, ou à peu près, du traitement anti-spécifique, car la vision n'a cessé de décliner malgré le traitement mixte le plus actif ; deuxièmement, à l'arrêt constaté dans la chute de la vision, qui n'a pas diminué depuis plusieurs années déjà.

La première remarque pourrait nous conduire à cette question: L'atrophie était-elle syphilitique, puisque le traitement n'a rien produit sur elle; ou bien est-ce une atrophie survenue chez un syphilitique, comme elle aurait pu se produire chez toute autre personne?

La deuxième remarque semblerait rattacher cette variété à la forme interstitielle, dont la marche est moins fatale. Le malade dont il a été question ici ne présente pas d'autres manifestations tardives de la vérole, ni aucune autre affection du système nerveux.

Traitement.— J'ai voulu tenter encore quelque chose. Je fais tous les jours, pour stimuler les fibres nerveuses, qui semblent avoir été épargnées, une injection de 3 à 4 milligr. de sulfate de strychnine. J'ai prescrit des douches froides et je vais soumettre le malade aux courants continus faibles.

Sous l'influence des injections seules de strychnine, la vue s'est déjà un peu améliorée.

TRAITEMENT.

L'atrophie papillaire, nous l'avons vu, n'est pas essentielle ; elle est généralement sous la dépendance d'une autre affection. Dans le traitement, nous avons donc à considérer deux indications principales : détruire la cause, agir sur le nerf optique pour lui rendre ses propriétés.

Signaler les moyens de remplir la première indication, ce serait passer en revue la thérapeutique des nombreuses affections dont nous avons parlé au chapitre de l'Étiologie. Tel n'est pas notre but. Nous nous contenterons d'étudier les agents capables de modifier directement la lésion du nerf optique.

Le très grand nombre de moyens essayés pour enrayer la marche de la terrible maladie qui nous occupe prouve leur peu d'efficacité. Avant la découverte de l'ophtalmoscope, presque tous les amaurotiques étaient traités par les débilitants, les purgatifs drastiques, la diète, les saignées, les sétons, etc., etc. Depuis, un grand nombre de remèdes ont été vantés, la plupart n'ont pas résisté à une juste critique ; quelques-uns, l'acide phosphorique, phosphore de zinc, nitrate d'amyle, etc. (Stenheim), ont eu leur moment de vogue; ils sont tombés aujourd'hui dans l'oubli : nous n'en parlerons pas. Lorsque les préparations de nitrate d'argent jouissaient d'une grande réputation ; Mooren et plusieurs autres auteurs les ont recommandées également contre les atrophies des nerfs optiques. On donnait le nitrate d'argent en pilules à la dose d'une par jour ; chaque pilule en contenait 1 centigr. Il est fort peu employé de nos jours.

Dans ces derniers temps, la thérapeutique s'est enrichie de quelques agents dont l'influence sur les nerfs optiques atrophiés semble incontestable. Nous voulons parler de la strychnine et surtout des courants continus. Toutefois, avant de passer à l'étude de ces deux agents, signalons deux modes de traitement de l'atro-phie papillaire préconisés tout récemment.

De Wecker [1] a, le premier, proposé l'élongation du nerf op-tique comme traitement de certaines affections de ce nerf, et en particulier de son atrophie; mais cet auteur ne l'a encore faite que sur des sujets irrévocablement aveugles, atteints de douleurs, d'hallucinations, etc., etc. Il n'a jamais eu d'accidents.

Cette opération a été aussi pratiquée dans le même but par Pamard (d'Avignon), ainsi que par le Dr Grillet de Grandmond; ce dernier l'a pratiquée le 23 mars 1883 chez un malade dans le but d'arrêter une atrophie papillaire à marche rapide. L'auteur n'a pas, nous le croyons du moins, fait connaître le résultat de son opération. Enfin, un Portugais, le Dr Ribeiro (dos Santos), vient de publier tout récemment sur ce sujet un Mémoire que nous n'avons pu nous procurer. (*Arch. opht. de Lisboa*, 4me ann., n° 2, 1883.)

Nous ne nous arrêterons pas à discuter ce mode de traitement de l'atrophie papillaire; nous doutons toutefois qu'il rentre ja-mais dans la pratique. En effet, si l'élongation des nerfs rachi-

[1] Annales d'Oculistique, tom. LXXXV, pag. 134, 1881.

5

diens est une opération sans dangers, il n'en est pas de même de celle des nerfs crâniens; cette dernière peut être suivie d'accidents trophiques sérieux et même de réflexes immédiats et mortels. (Nicaise; *Encycoplédie de Chirurgie*.)

Cyanure de potassium — A la séance de février 1882, Galezowski communiqua à la Société de Biologie le résultat de ses expériences sur le traitement de l'atrophie papillaire par les injections de cyanure de mercure. Avec le concours de M. Despagnet, il expérimenta d'abord sur les animaux. Sur un lapin pesant de trois à quatre livres, il injecta 20 centig. de cyanure de mercure. Il observa presque aussitôt une paralysie des quatre membres; l'anesthésie survint ensuite, les battements de cœur se ralentirent; il constata enfin des stases veineuses dans la papille, avec une insensibilité de la cornée. Au bout de deux heures, ces accidents disparurent.

Chez l'homme, par l'emploi de ce médicament, il a constaté une notable amélioration dans plusieurs affections syphilitiques des yeux, notamment dans deux cas d'atrophie progressive de la papille. Après dix injections de 5 milligram. à 10 milligram. de cyanure chez une femme, et 15 milligram. chez un homme, la maladie s'était arrêtée.

Un an plus tard, Galezowski, dans une nouvelle communication à la même Société, constate que le mieux de ses malades s'est maintenu. Toutefois il renonce à l'emploi du cyanure de mercure: il lui reproche de ne pouvoir être donné qu'à une très faible dose, $0^{gr},01$; à une plus haute dose, apparaissent des diarrhées incoercibles. Il le remplace par le cyanure d'or et de potassium ; il signale, par l'emploi de cet agent, deux cas d'amélioration et annonce qu'il va l'expérimenter dans sa clinique sur une large échelle.

Enfin, à la séance du 22 décembre 1882, cet auteur donne le résultat de ses expériences. Chez certains malades, la maladie est restée stationnaire ; chez d'autres, la vue s'est notablement améliorée. En particulier, chez un malade atteint d'atrophie tabétique, tous les phénomènes, tels que douleurs fulgurantes, faiblesse dans les jambes, se sont complètement arrêtés et la vue s'est beaucoup améliorée ; le champ visuel s'est élargi et l'acuité visuelle s'est élevée au point que le malade peut lire le caractère n° 2 de l'échelle, tandis qu'au début il ne voyait pas même le n° 5.

Galezowski injecte $0^{gr},50$ de la solution suivante :

$$
\begin{aligned}
&\text{Cyanure d'or et de potassium}\ldots\ldots \quad 0^{gr},20. \\
&\text{Eau distillée}\ldots\ldots\ldots\ldots\ldots\ldots\ldots \quad 10^{gr}.
\end{aligned}
$$

Une solution fraîchement préparée est plus active et moins irritante que les préparations faites à l'avance, longtemps avant leur emploi. Les injections doivent être faites de préférence dans le dos, le long de la colonne vertébrale, en ayant soin de les pratiquer à une assez grande distance les unes des autres. Elles doivent être faites profondément dans le tissu cellulaire. Faites dans l'épaisseur du derme, elles provoqueraient des eschares, des abcès, des inflammations phlegmoneuses de la peau, etc.

Nous avons eu l'occasion de voir le cyanure d'or et de potassium expérimenté dans le traitement de l'atrophie papillaire, par un savant praticien de la ville de Nîmes, ancien interne des hôpitaux ; il se soumit en tout point aux préceptes formulés par M. Galezowski. La solution était fraîchement préparée ; l'injection fut faite très profondément, etc.; la dose seulement était bien plus faible que celle qu'emploie cet auteur. Après la première injection, il survint un magnifique phlegmon. Ce mode de traitement fut vite abandonné.

Strychnine. — Bretonneau, en 1825, employa l'un des premiers la strychnine dans les affections profondes de l'œil; il s'en servit pour combattre les amauroses saturnines.

Liston [1], Middlemore, Henderson, Miquel (1837), Malgaigne (1839), l'employèrent ensuite avec assez de succès dans les amauroses en général.

En 1843, Verlegt publia un succès très net par ce médicament.

En Allemagne, on obtint aussi des résultats favorables, ce qui ne l'empêcha pas d'être bientôt rayé de la thérapeutique oculaire.

« J'ai répété plusieurs fois, disait Desmares père [2], les expériences de Verlegt avec le sulfate de strychnine, et je n'ai pu obtenir ni un succès ni l'ombre d'une amélioration. »

L'apparition des injections hypodermiques tira de l'oubli ce médicament. Fremineau, Talko, Gari (d'Amsterdam), signalèrent quelques cas d'atrophie papillaire guéris par l'électricité.

Nœgel fit sur ce sujet des expériences très intéressantes et publia dans les *Annales d'Oculistique*, en 1871, un remarquable Mémoire où était relaté le résultat de ses propres observations. D'après cet auteur, la strychnine donnerait d'assez bons résultats dans les diverses variétés d'atrophie papillaire, excepté dans le cas d'atrophie tabétique, ou elle serait plutôt contre-indiquée.

Woinow [3] croit au contraire que les injections hypodermiques de strychnine doivent être essayées dans l'atrophie tabétique; il signale un cas de guérison par ce moyen : sur 76 sujets atteints d'atrophie papillaire, il obtint 57 guérisons.

Hippel [4], sur 33 cas, en guérit ou en améliora 16.

Quelle est l'action de la strychnine sur l'appareil de la vision ?

De faibles doses n'ont aucune action sur la circulation intraoculaire, des doses un peu fortes produisent une contracture des vaisseaux et, par suite, une anémie de la rétine.

[1] Arch. de Méd , XXII, pag. 43.

[2] Desmarres ; Traité des maladies des yeux.

[3] Woinow ; Arch. Opht. de de Græfe, tom. XVIII.

[4] Hippel ; Ueber die Wirkung der Strychnin auf das Normale und kranke Aüge, Berlin, Otto Muller.

L'élément nerveux est impressionné très nettement par la stry·chnine, même à de très faibles doses.

L'acuité visuelle augmente dans l'œil au pourtour duquel l'injection a été faite ; elle atteint son maximum au bout de dix à quinze minutes ; cette amélioration de l'acuité visuelle persiste pendant plus ou moins longtemps, suivant la dose employée et suivant le nombre des injections. Lorsque la strychnine a pénétré dans tout l'organisme, l'autre œil peut être aussi influencé, mais à un degré beaucoup plus faible que le premier.

Le champ visuel n'augmente pas de la même manière pour toutes les couleurs ; l'élargissement est à peine remarquable pour le blanc ; il commence à être manifeste pour le rouge et le vert ; il est très considérable pour le bleu.

Sous l'influence de la strychnine, le sens des couleurs devient plus délicat.

On pratique d'ordinaire l'injection de nitrate de strychnine à la tempe du côté de l'œil malade ; on injecte avec une seringue 10 gouttes de la solution suivante, soit 1 milligr. de strychnine:

Sulfate de strychnine........ $0^{gr},06$.
Eau distillée.............. 30 gram.

Ces injections doivent être faites tous les deux jours. Il ne faut jamais perdre de vue que la strychnine s'accumule dans l'organisme et que l'on peut avoir des accidents assez sérieux après plusieurs injections. Haltenoff cite le cas d'un malade atteint d'atrophie des nerfs optiques, suite de névrite, et qui s'était fait administrer une série d'injections de strychnine à doses croissantes jusqu'à 8 milligram. Immédiatement après l'une d'elles, il fut pris d'un accès épileptiforme, puis de trismus, de rigidité des membres et du tronc en extension. Ces accès, qui au début duraient un quart d'heure, devenaient peu à peu plus faibles et plus courts: ils se reproduisaient après chaque injection de strychnine.

Les injections de strychnine n'ont pas la même efficacité dans tous les cas d'atrophie papillaire. Résumons en quelques mots' les indications de cet agent dans cette redoutable maladie.

La strychnine donne d'assez bons résultats tout à fait au début de l'atrophie des nerfs optiques, lorsque la lésion matérielle est à peine appréciable ; dans ce cas, la vision peut s'amender notablement et même revenir à l'état normal.

A mesure que la lésion matérielle des nerfs optiques s'accentue, le pouvoir de la strychnine diminue ; enfin on doit fort peu compter sur ce traitement lorsque la lésion est très avancée.

Quelques auteurs prétendent que les injections de strychnine seraient complètement contre-indiquées dans l'atrophie papillaire tabétique.

D'une manière générale, lorsque, au bout d'un mois et demi à deux mois, ce mode de traitement est resté sans effet, on doit le cesser : il pourrait être très préjudiciable au malade de le continuer plus longtemps.

COURANTS CONTINUS.— Dès leur découverte, les courants continus rentrèrent dans le domaine de la thérapeutique, et en particulier dans celui de la thérapeutique oculaire. Les médecins les employèrent avec un véritable enthousiasme, on en fit une panacée universelle.

A. de Humboldt l'expérimente sur lui-même en 1795. Wolrok en exalte la vertu thérapeutique (Leipsig, 1796). En 1803, Sue fait paraître son Histoire du galvanisme. A la même époque, se publient les travaux de Nysten, de Ponton d'Amecourt [1].

Enfin Aldini donne le travail le plus complet de cette époque sur cette question.

Bientôt la réaction ne tarda pas à se manifester : à l'enthousiasme succéda l'abandon le plus complet ; les courants continus ne furent guère plus employés que par les empiriques et les charlatans.

[1] Exposé du galvanisme. Paris, 1803.

Ce n'est que dans la dernière moitié de ce siècle que l'application des courants continus à la thérapeutique fut sérieusement étendue; ce n'est qu'en 1850 que commence la période vraiment scientifique.

En Allemagne, elle fut ouverte par les travaux de Bezold, les Thèses de Flüger et de Benedikt. A ces travaux théoriques succédèrent bientôt les travaux plus pratiques de Remack, de Rosenthal, etc.

En France, Chauveau (1859), Hiffelsheim, Brown-Sequard publièrent des travaux très importants sur cette question. Nous devons citer le nom de Duchenne (de Boulogne); celui qui a fait ces belles recherches sur l'électrisation localisée ne négligea pas l'étude des courants continus; il étudia même d'une manière spéciale leur action sur l'appareil de la vision.

Plus récemment, Le Fort, Onimus, Tripier, Teissier fils, etc., ont essayé de donner l'explication de quelques phénomènes électriques.

Aujourd'hui, nous possédons un grand nombre de traités didactiques sur cette question.

Malgré la publication de tous ces travaux, malgré les actives recherches de ces hommes éminents que nous venons de citer, l'étude de l'électricité comme agent thérapeutique est loin d'être élucidée. Voici ce que dit à ce sujet un auteur tout récent[1] : « A notre point de vue le problème de l'électricité en médecine se pose à peine... Jusqu'ici malheureusement l'électricité a été mal connue des médecins, ce qui la fit ranger parmi ces agents actifs à coup sûr, mais mystérieux, dont l'emploi ne peut, en raison même du vague de leurs indications, se faire qu'au hasard et suivant les circonstances. Cela explique facilement les théories étranges qui, venues d'Allemagne, figurent encore dans la plupart des livres qui traitent d'électro-physiologie, mais que l'on

[1] Bardet; Traité d'électricité médicale. Paris, 1884.

doit bannir si l'on veut faire de la pratique, et basée sur l'expé-
rience. »

Ce qui nous a surtout frappé lorsque nous avons voulu étudier
l'action de l'électricité sur l'appareil de la vision, c'est le très grand
nombre d'opinions qui ont été émises à ce sujet. Nous n'avons
pas, bien entendu, l'intention de les discuter toutes ici ; nous nous
contenterons de signaler les points qui paraissent définitivement
acquis à la science.

1° La circulation intra-oculaire est modifiée par les courants
continus, elle est très nettement activée. Cette influence de l'électricité sur la circulation rétinienne a été observée par tous les
auteurs ; toutefois ils n'en donnent pas tous la même explication.
Benedikt [1] l'expliquait par l'action de l'électricité sur le grand
sympathique qui commande au système vaso-moteur de l'œil.
Onimus et Legros, dans leur *Traité d'électricité médicale*, ont admis
la même explication. Cheron [2] a fait construire un appareil très
ingénieux, un micro-ophtalmoscope, au moyen duquel il mesure
les variations relatives de l'artère rétinienne. Avec l'aide de cet
instrument, il a pu observer très exactement les modifications
que peuvent imprimer à la circulation oculaire les courants continus. Pour cet auteur, c'est toujours le sympathique électrisé qui
est la cause de cette modification dans la circulation rétinienne.
M. Le Fort, dans un travail ayant pour titre : *De la guérison de la
cécité due à l'opacité du corps vitré, par l'application des courants
continus faibles et permanents* [3], travail lu à l'Académie de Médecine, se demande « si les courants faradiques et galvaniques,
agissant sur le muscle par l'intermédiaire du nerf, ne pourraient
pas, en excitant l'action du nerf, agir sur tous les phénomènes
qui sont sous la dépendance de l'innervation d'une manière

[1] Nervenpathologie und Electrotherapie. Leipsig, 1874 et 1877,
[2] Gazette des Hôpitaux, janvier 1874.
[3] Gazette médicale. Paris, 1874.

immédiate, c'est-à-dire sur la calorification, la nutrition et le fonctionnement des organes. »

Enfin le Dr Grillet de Grandmond s'est efforcé de démontrer dans un travail tout récent (1884) la première théorie, celle des modifications dans la circulation oculaire par l'intermédiaire du sympathique.

2° Les courants continus excitent le nerf optique lui-même. Ici encore il existe de nombreuses divergences pour l'explication de ce phénomène. Certains auteurs, Benedikt[1], Althaus[2], ne pensent pas que le nerf optique soit directement influencé par les courants continus; ils admettent que les phosphènes, l'augmentation de l'acuité visuelle, sont le résultat d'une action réflexe portée sur le trijumeau, et non d'une irritation directe du nerf optique. Legros et Onimus se rallient à cette théorie; pour eux, la sensibilité subjective ne dépend pas absolument de l'intensité du courant, mais de la sensibilité du nerf trijumeau.

Helmholtz, Ziemssen[3], soutiennent au contraire que les courants continus agissent directement sur le nerf optique. Grillet de Grandmond, dans le Mémoire cité plus haut, fournit plusieurs observations qui semblent confirmer cette théorie. Notre très faible compétence en cette matière ne nous permet pas de formuler une opinion; toutefois il nous semble bien difficile d'admettre que le nerf optique ne puisse être influencé directement à travers les différents milieux de l'œil, tous assez bons conducteurs de l'électricité, aujourd'hui surtout que tout le monde est d'accord pour reconnaître la facilité avec laquelle les courants continus peuvent pénétrer bien profondément dans les tissus. Comment d'ailleurs expliquer, avec la théorie de Legros et Onimus, les cas où l'électricité ne produit que des phosphènes très faibles et même nuls, sans qu'il existe aucun trouble du côté du trijumeau ?

[1] Electrotherapie, Vienne.
[2] A. treatise on medical Electricity. Londres, 1874.
[3] Die Electricitat in der Medicin. Berlin, 1872.

En résumé, les courants continus agissent sur la circulation oculaire et excitent le nerf optique. Quel est le résultat de ces deux actions au point de vue de la fonction ? Pour répondre à cette question, nous ne saurions mieux faire que de reproduire les conclusions d'un travail très intéressant de miss Ellaby :

Les courants continus produisent des phosphènes au moment de leur application.

Ils augmentent d'une façon très notable l'acuité visuelle.

Le champ visuel pour le blanc et les couleurs est élargi considérablement.

La sensibilité rétinienne est exercée surtout du côté temporal pour le méridien horizontal. Dans le méridien vertical, la sensibilité rétinienne est augmentée d'une façon égale en haut et en bas.

Avant d'atteindre le maximum d'effet, il faut plus d'une application d'électricité, et ce maximum n'est atteint que vingt-quatre heures après l'application.

L'extension du champ visuel est plus rapide pour le rouge et le vert que pour le blanc et le bleu ; le rétrécissement après la cessation de l'électricité se fait, de même, d'une façon plus rapide pour le rouge et le vert.

L'acuité et le champ visuel de l'autre œil ne présentent pas d'écart appréciable pendant toute la durée des expériences.

Maintenant que nous savons comment réagit l'appareil de la vision sous l'influence des courants continus, comparons en peu de mots l'action de ces derniers avec celle de la strychnine.

La strychnine augmente plus rapidement l'acuité visuelle que l'électricité, mais l'influence de cette dernière se fait sentir beaucoup plus longtemps.

L'extension du champ visuel dû à la strychnine est moins considérable que celui qui est dû aux courants continus.

Nous savons enfin que la strychnine n'agit pas à faible dose sur la circulation de la rétine et que, lorsqu'elle agit, c'est pour produire une anémie ; les courants continus au contraire activent cette circulation d'une façon très notable.

Ce léger aperçu montre bien la préférence que l'on doit accorder à l'emploi des courants continus sur celui de la strychnine dans le traitement de l'atrophie de la papille. D'ailleurs la clinique démontre dans ce cas ce que fait prévoir la physiologie.

Pour démontrer l'avantage de l'emploi des courants continus sur les autres formes d'électricité dans la maladie qui nous occupe, nous dirons seulement que, grâce à leur tension, ils peuvent vaincre des résistances considérables et pénétrer, par conséquent, profondément dans l'organisme ; grâce à la constance de leur action, ils peuvent accumuler dans nos tissus une quantité considérable d'électricité, sans secousses, sans changements notables, sans douleurs et, par suite, sans aucun danger.

Parlerons-nous des dangers des courants continus agissant sur la vision ? Tout le monde connaît l'accident qui arriva à Duchenne (de Boulogne), et que celui-ci a décrit avec tant de loyauté. Il s'agissait d'un malade qu'il électrisait pour une paralysie de certains muscles de la face. Un jour, pendant la séance d'électrisation, il se plaignait de ressentir quelques douleurs, des phosphènes intenses se manifestèrent très rapidement, au point qu'il fallut cesser l'application des courants continus. « Lorsqu'il revint de son éblouissement, dit Duchenne, il se plaignit d'un trouble très considérable de la vue et s'aperçut qu'il n'y voyait plus du côté où l'opération avait été faite. L'œil du côté opposé ne paraissait pas avoir souffert. Je lui fis prendre immédiatement un bain de pieds ; dès qu'il fut rentré chez lui, une saignée lui fut pratiquée. Sa vue ne s'améliora pas ; malgré l'emploi d'une série de moyens excitants et un traitement rationnel, on ne put obtenir qu'un léger amendement : la vue est restée considérablement affaiblie. »

Des cas pareils sont bien rares, et nous doutons fort, d'après ce que nous avons vu chez M. le professeur agrégé Regimbeau, qu'ils se représentent, à moins d'une idiosyncrasie tout à fait particulière, lorsque, se servant d'un petit nombre d'éléments, on évite avec soin de produire des interruptions.

Manuel opératoire. — M. Regimbeau se sert de la pile de Callaud-Trouvé ; c'est une pile à deux liquides. Elle consiste en un vase de verre au fond duquel plonge un fil de cuivre tourné en spirale plusieurs fois et émergeant par son bout droit, que l'on isole en le faisant passer dans un tube de verre ; la spirale sort ainsi de la lame positive.

Des rabattements du métal maintiennent, à la partie supérieure du vase, le zinc, qui est circulaire. On dépose des cristaux de sulfate de cuivre au fond du vase, que l'on remplit d'eau. Au bout de quelque temps, le liquide de la partie supérieure du vase est saturé de sel de cuivre, tandis que la partie supérieure est saturée de sulfate de zinc. La différence de densité des deux solutions est suffisante pour empêcher leur mélange. Un système très simple et très solide de contacts permet d'accoupler rapidement et économiquement ces éléments entre eux; un fil de cuivre coudé deux fois à angle droit est soudé au zinc et tourné en ressort à boudin par son extrémité libre. On engage dans ce ressort, à frottement dur, l'extrémité du fil de cuivre positif de la pile suivante, et tous les éléments peuvent être ainsi accouplés en tension. — Cette pile a l'avantage d'être très simple et d'un prix modique ; son entretien et ses réparations sont faciles.

M. Regimbeau réunit cinq ou six éléments de la pile et fait passer le courant pendant dix minutes environ : le pôle négatif sur la nuque, le pôle positif sur le globe oculaire.

Une remarque assez curieuse, et qui a été faite par notre savant Maître, c'est que l'action d'un trop grand nombre d'éléments, loin d'agir favorablement sur l'acuité visuelle, produirait quelquefois des résultats défavorables.

Le procédé de M. Regimbeau a le double avantage d'agir sur la circulation et d'exciter le nerf optique. Nous n'insisterons pas sur sa valeur. Il nous suffira de citer les procédés suivants pour montrer leur infériorité.

Benedikt considérait l'atrophie papillaire, dans la plupart des cas, comme la suite d'une innervation maladive du sympathique; il appliquait l'electrode positive sur le front et glissait l'électrode négative sur la tempe ou sur l'angle interne de l'œil.

Legros et Onimus, tout en approuvant théoriquement le procédé de Benedikt, le trouvent un peu dangereux; ils n'électrisent que le ganglion cervical supérieur et le centre cilio-spinal.

Quelques praticiens font passer le courant à travers le chiasma et électrisent simultanément les deux nerfs en plaçant simultanément chaque électrode sur une des tempes.

OBSERVATION II (personnelle).

V. S... (de Cetle), est âgé de 48 ans; il est d'un tempérament scrofuleux ; sa constitution paraît être excellente, sa complexion est assez bonne.

Nous ne trouvons absolument rien du côté des antécédents héréditaires.

Comme antécédents personnels, nous notons des antécédents alcooliques, des excès vénériens.

Il entra à l'âge de 13 ans dans un bureau, où il travailla comme comptable jusqu'à 28 ans.

Étant allé en Espagne, il reçut un violent coup do crosse de fusil sur la tête, à la suite duquel se manifestèrent de violentes douleurs de tête et même des vomissements.

A cette même époque, c'est-à-dire en 1878, il eut un chancre induré ; peu de temps après, il vit survenir des taches sur la peau, etc.; en un mot, les accidents ordinaires de la syphilis.

Deux ans après, en 1882, il commença à s'apercevoir que son acuité visuelle faiblissait rapidement. Au début de son affection oculaire se manifesta un peu d'héméralopie.

Il fut bientôt obligé d'abandonner le service de conducteur de tramways qu'il faisait à Marseille. Atteint de dyschromatopsie, il ne reconnaissait plus les voitures de sa Compagnie, qui ne se distinguaient de celles de la concurrence que par la différence de couleur.

Chez ce sujet, la vue s'est perdue très rapidement ; au bout de deux mois, il était presque aveugle.

Il est entré à l'hôpital Saint-Éloi le 8 juillet 1883, dans le service de M. le professeur agrégé Roustan.

Examiné le 10 février, le malade n'y voit pas du tout, il ne peut distinguer le jour de l'obscurité ; il se plaint de violentes douleurs de tête et de pesanteurs dans les yeux.

L'examen ophtalmoscopique nous révèle dans les deux yeux une papille grisâtre ; ses bords sont confus, elle ne se détache pas nettement sur le fond de l'œil, on la dirait recouverte d'un léger brouillard ; les artères semblent avoir diminué de volume.

Traitement. — Le malade a été purgé avec de l'huile de ricin pendant trois jours consécutifs, les 9, 10 et 11 juillet.

16 juillet. On lui a mis un vésicatoire à la nuque.

28. On lui prescrit de l'iodure de potassium et on l'envoie chez M. le professeur agrégé Regimbeau : il va se faire électriser trois fois par semaine.

Pendant le premier mois, ce traitement ne donne aucune amélioration.

Un nouvel examen pratiqué au commencement du mois d'août montre que le fond de l'œil n'a pas sensiblement changé : le malade n'y voit pas du tout.

Ce n'est que quinze jours environ plus tard, vers le 20 du mois d'août, que le malade commence à distinguer la nuit du jour ; il distingue même vaguement les objets.

A cette époque, M. Regimbeau est obligé de s'absenter pendant un mois et demi ; les séances d'électricité sont suspendues, le malade perd pendant ce temps le petit bénéfice qu'il avait retiré de son traitement ; à la rentrée de M. Regimbeau, il est de nouveau complètement aveugle. Bien entendu, l'iodure de potassium est toujours continué; on lui fit à cette époque, pendant un mois environ, des instillations d'atropine.

Dès la reprise de l'électricité, une amélioration légère, mais progressive, se manifeste.

10 novembre. Le malade distingue le jour de la nuit; il trouve la porte ; il aperçoit confusément les objets, qui lui paraissent tous en noir. L'examen ophtalmoscopique ne démontre pas de changement dans l'état du fond de l'œil.

Depuis cette époque, l'amélioration marche plus rapidement. Au mois de janvier, le malade peut, avec assez de peine il est vrai, se conduire dans la rue ; les objets se dessinent plus nettement.

Au mois de février, le malade n'a plus besoin du guide pour se rendre de l'hôpital Saint-Éloi chez M. Regimbeau.

Vers le 20 du mois de mars, l'examen ophtalmoscopique montre une légère modification dans la papille ; elle est devenue un peu plus blanche ; ses contours, encore diffus, paraissent toutefois se dessiner un peu mieux.

Le malade compte les doigts de très près ; il hésite beaucoup et se trompe quelquefois ; il distingue le blanc du noir ; le vert, le rouge et le bleu ne sont point perçus ; l'état est à peu près le même dans les deux yeux.

Pendant le mois d'avril, M. Regimbeau, en sus du traitement ordinaire, lui tire quelques étincelles au niveau des arcades sourcilières.

Examen le 5 mai. L'ophtalmoscope montre que les modifications du côté de la papille ne sont pas en rapport avec celles des symptomes fonctionnels. La papille est blanchâtre, ses bords sont légèrement diffus; les artères sont grêles.

Le malade compte les doigts à dix mètres environ ; il lit les caractères d'imprimerie qui ont un centimètre environ de hauteur.

Il reconnaît aisément le bleu ; il hésite un peu pour le rouge, mais il arrive toutefois à le reconnaître ; il se trompe toujours pour le vert.

Chez ce malade comme chez les deux qui vont suivre, nous n'avons pu mesurer le champ visuel, n'ayant pas de campimètre à notre disposition.

Cette observation nous paraît intéressante à plusieurs points de vue. Nous sommes en présence d'une atrophie d'origine syphilitique. La vue s'est perdue avec assez grande rapidité, et, chose remarquable, les deux yeux ont marché de pair, tant dans la période envahissante de la maladie que dans celle d'amélioration.

De plus, cette observation nous paraît démontrer assez nettement l'efficacité des courants continus dans l'atrophie papillaire.

OBSERVATION III (personnelle).

D. J..., de Lamotte-Duveillan (Isère), est âgé de 50 ans ; il habite Graissessac, où il exerce depuis vingt-cinq ans la profession de mineur.

Il est d'un tempérament scrofuleux ; sa constitution et sa complexion sont assez bonnes.

Du côté des antécédents héréditaires, on ne trouve qu'une myopie très considérable chez son père.

Dans son enfance, il a eu plusieurs ganglions engorgés ; aujourd'hui encore, on peut en remarquer un, très induré, à l'angle du maxillaire inférieur.

En 1865, il fit une chute sur la tête qui lui fit perdre sur-le-champ connaissance; dans cette chute, il se fractura l'os frontal;

on peut encore constater aisément l'enfoncement des fragments au niveau de la bosse frontale gauche.

Trois ans plus tard, en 1868, il eut un chancre, mais il n'observa dans la suite aucun des autres symptômes de la syphilis.

En 1870, il fut atteint d'une violente attaque de rhumatisme qui mit ses jours en danger; des accidents sérieux se manifestèrent du côté du cœur; sa maladie dura seize mois. Pendant cette maladie, ses cheveux tombèrent.

Enfin, en 1878, il fut pris de violentes douleurs de tête, d'envies de vomir et même de vomissements : il fut obligé d'interrompre son travail ; c'est à cette époque qu'il s'aperçut que sa vue diminuait. Il ne s'en inquiéta pas d'abord; mais la maladie faisait de rapides progrès et, la vue disparaissant très vite, il alla consulter un médecin, qui le soumit à un traitement spécifique.

Sous l'influence de ce traitement, le malade le dit du moins, l'affection s'arrêta dans sa marche progressive; sa vue même sembla s'améliorer un peu ; les douleurs de tête et les vomissements disparurent complètement.

Il entre à l'hôpital Saint-Éloi le 1er novembre 1883.

L'examen ophtalmoscopique montre les divers milieux de l'œil transparents ; la papille est blanche, elle se dessine très nettement sur le fond de l'œil ; l'anneau sclérotical est très apparent ; les artères ont diminué de volume.

Le malade compte les doigts avec beaucoup d'hésitation à $0^m,40$. Le vert et le rouge ne sont pas reconnus.

Traitement. — Il va se faire électriser trois fois par semaine chez M. Regimbeau. On ne lui prescrit pas de traitement interne.

Nous ne suivrons pas ce malade pendant tout le temps de son traitement chez M. Regimbeau ; nous l'avons examiné à plusieurs reprises et nous avons trouvé à peu près toujours le même état. Contentons-nous de donner le résultat du dernier examen que

6

nous venons de faire tout récemment et qui dénote une légère amélioration.

5 mai. La papille présente toujours les mêmes caractères.

L'acuité visuelle n'a pas beaucoup augmenté ; il compte les doigts à 0ᵐ,50. L'amélioration la plus notable paraît être dans la connaissance des couleurs. Le malade reconnaît très aisément le rouge, ce qu'il ne faisait pas lors de son entrée à l'hôpital.

La différence entre les deux yeux est insignifiante.

Nous avons affaire à une atrophie interstitielle. — A quelle variété étiologique doit-on la rattacher ? La fracture du frontal, les accidents rhumatismaux, les vomissements, pouvaient faire songer à une inflammation des enveloppes cérébrales. D'un autre côté, le malade a eu un chancre, et déclare n'avoir pas eu d'autres accidents syphilitiques : ils auraient bien pu passer inaperçus! les cheveux sont tombés quelque temps après l'apparition du chancre!

Malgré le peu de symptômes syphilitiques, nous croyons à la spécificité de cette atrophie; ce qui confirme notre opinion, c'est l'efficacité du traitement spécifique.

Les courants continus n'ont pas donné ici les beaux résultats de l'observation précédente. Ils ont seulement empêché la maladie de progresser; ils ont même produit une légère amélioration.

OBSERVATION IV (personnelle).

T. J... (de Bédarieux) est âgé de 20 ans. Il est d'un tempérament scrofuleux, d'une constitution médiocre, d'une assez faible complexion.

On ne rencontre chez lui aucun antécédent héréditaire.

A l'âge de 15 ans, surmené de travail et affaibli par les privations, il tomba malade. Les quatre membres, dit-il, le faisaient horriblement souffrir. Sa maladie fut de courte durée.

A 18 ans, il commença à éprouver, sans cause apparente,

d'assez fortes douleurs de tête, et il s'aperçut que son acuité visuelle diminuait rapidement.

A cette époque, le 8 décembre 1882, il alla consulter le D^r
Kleinschmidt (de Montpellier), qui porta le diagnostic suivant :
Commencement de paralysie du nerf optique avec atrophie papil-
laire aux deux yeux; cause inconnue; origine cérébrale probable.

Il conseilla l'application, derrière la nuque, d'un large vésicatoire volant. Huit jours après, application sur le sommet du
front d'une mouche de Milan à droite; dix jours après, même
application à gauche; ainsi de suite, en alternant assez longtemps,
deux mois environ. Frictions stimulantes, matin et soir, sur la
colonne vertébrale avec le baume de Fioraventi.

Une heure avant chaque repas, faire avaler une dose d'iodure
de potassium en commençant par 25 centigr. et arriver à 2 et 3
gram. par jour. Dans un mois environ, suspendre l'iodure de potassium et remplacer par des pilules contenant chacune 2 milligr.
de strychnine pure, dont on prendrait d'abord une seule le matin, puis deux, soit une autre le soir. On augmenterait peu à
peu, avec la plus grande circonspection, de manière à faire tolé-
rer par doses espacées et fractionnées 1 centigr. 1/2 à 2 centigr.
par jour, suivant l'effet produit; ces pilules seraient continuées
au moins pendant un mois.

Le troisième mois, reprendre l'iodure; on continuera les pilules ci-dessus si l'amélioration est manifeste. Régime tonique,
exercice au grand air.

Le 29 mars 1883, seconde consultation du Dr Kleinschmidt,
qui constate une amélioration à l'examen optique et ophtalmoscopique. Il conseille plus que jamais l'emploi des mêmes moyens.
Arriver aussitôt possible aux doses massives et ne suspendre ou
ralentir que dans le cas d'intolérance absolue.

Quelque temps après, ayant entendu parler de l'efficacité, dans
l'atrophie papillaire, du traitement par l'électricité, il demanda à
son docteur des conseils à ce sujet. Le 28 juin 1883, M. Klein-

schmidt écrivait à la mère du malade: « Je re vois aucun incon-
vénient à ce que votre fils vienne à Montpellier suivre un traitement prolongé. On pourra lui faire suivre des séances d'électricité
et il est possible que, par suite, son état s'améliore ».

Au commencement du mois de juillet, T. J... venait à Montpellier et entrait le 8 juillet à l'hôpital Saint-Éloi, dans le service
de M. le professeur agrégé Roustan, suppléant M. le professeur
Courty.

Examen. — Le malade y voit encore assez ; il se conduit seul
dans la rue, avec cependant un peu d'hésitation.

L'acuité visuelle de l'œil gauche est très faible ; il lui est im-
possible de compter les doigts de la main ; il distingue assez
nettement les objets ; les couleurs sont abolies.

L'acuité de l'œil droit est bien meilleure ; à 15 centimètres, il
compte facilement les doigts de la main. Il ne peut lire aucune
lettre.

Le vert et le rouge ne sont pas reconnus.

L'ophtalmoscope montre à l'œil gauche une papille très blanche ; les contours en sont bien nettement dessinés, l'anneau
sclérotical est apparu. Les artères ont diminué de volume ; le fond
de l'œil est un peu pâle.

Dans l'œil droit, on retrouve les mêmes caractères, mais à un
degré moins prononcé.

Ce malade est envoyé chez M. Regimbeau, qui l'électrise,
depuis, trois fois par semaine. Il a quitté l'hôpital au mois de
décembre 1883, mais il n'en continue pas moins ses séances
d'électricité.

Nous avons eu l'occasion d'examiner ce malade à maintes
reprises ; nous ne donnerons pas ici tous nos examens successifs.
Qu'il nous suffise de dire que les courants continus ont produit
ici une amélioration lente, mais continue, et que le traitement n'a
été marqué par aucun incident particulier.

Aujourd'hui, les douleurs de tête n'ont pas complètement disparu, mais elles sont très faibles.

Avec l'œil droit, il lit à 20 centimètres les lettres ayant environ un demi-centimètre de hauteur. Le vert seul n'est pas
perçu.

L'œil gauche ne lui permet pas de lire; toutefois il peut compter les doigts à un mètre de distance. Le vert et le rouge ne
sont point perçus.

L'examen ophtalmoscopique ne dénote pas une très grande
amélioration du côté de la papille, qui est toujours assez blanche ;
ses vaisseaux sont toujours un peu grêles.

Cette observation présente, au point de vue du traitement, un
double intérêt. Elle montre l'heureux résultat de la strychnine,
prescrite par M. Kleinschmidt, qui arrête la marche de l'atrophie
papillaire et même l'améliore légèrement. Elle nous fait voir
ensuite les courants continus continuer cette amélioration au point
que ce jeune malade, incapable de travailler lorsqu'il est entré à
l'hôpital, sert de garçon dans un restaurant de notre ville.

En terminant, signalons les cas heureux publiés en 1870 par
Onimus [1], parmi lesquels se trouvaient 5 d'origine tabétique,
ceux du Driver [2].

Boucheron [3], dans sa Thèse, a fait connaître les succès obtenus
par Lansberg, le professeur Lefort et Dor (de Berlin).

Teissier (de Lyon [4]) rapporte, dans sa Thèse d'agrégation,
6 observations dont 5 furent de sérieuses améliorations.

---

[1] Recueil d'Opht. de Galezowski, 1875.
[2] Arch. of. Ophtalm. and Otology, vol. III, n. 5, pag. 226. New-York, 1873.
[3] Loc. cit.
[4] Loc. cit.

CONCLUSIONS.

L'atrophie papillaire est généralement sous la dépendance d'une autre affection.

La connaissance de l'étiologie est d'une importance capitale.

Dans le traitement, on a deux grandes indications à remplir : 1° traiter la cause ; 2° traiter l'atrophie elle-même.

Nous n'avons pas étudié le traitement de la cause.

Contre la lésion elle-même du nerf optique, employer les courants continus ; à leur défaut, les injections hypodermiques de strychnine.

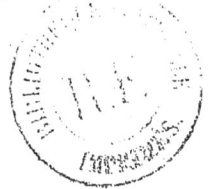

www.ingramcontent.com/pod-product-compliance
Lightning Source LLC
Chambersburg PA
CBHW071251200326
41521CB00009B/1721